改訂新版

精神科の専門家をめざす

福田 正人 編著

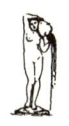

星和書店

Seiwa Shoten Publishers

*2-5 Kamitakaido 1-Chome
Suginamiku Tokyo 168-0074, Japan*

Practical Handbook for Beginning Professionals of Psychiatric Services

Edited by
Masato Fukuda, M.D.,Ph.D.

©2012 by Seiwa Shoten Publishers

はじめに

　本書『精神科の専門家をめざす』は，初版の『精神科の専門家をめざす－精神科臨床サービス自選集』を5年ぶりに改訂したものです。どのくらい役立つかわからないままに刊行した初版でしたが，若手や学生の教育に携わる際に参考として紹介するのに手軽な本と感じた経験がありましたので，初版でふれることができなかった内容についてその後に書いた文章を補うことで改訂としました。8つの章と付録ひとつを追加しましたので（第4～5，8，10～12，14～15章と付録2），初版の倍の章数となりました。

　本書は，星和書店の季刊誌『精神科臨床サービス』に執筆した原稿12編がもとになっています。依頼を受けるたびに1編ずつ執筆した文章でしたが，編集委員の先生方の深い思慮があったようで，精神科研修を始めるレジデント向けの総論と言える内容としてまとめることができました。

　病状を評価し（第1章 アセスメント），治療の計画を立て（第2章 治療計画），病気と治療を説明し（第3章 心理教育），見通しをもち（第4章 見通し），回復を信じ（第5章 心理社会的治療），記録に残し（第6章 カルテ），経過を振り返り（第7章 まとめる），サービスを見直し（第8章 失敗），技術を高める（第9章 してはいけない），という精神科臨床サービスの一連の流れです。

そうした経験が，専門家としての成長（第10章）や臨床研究（第11章）へと発展し，またサービスのあり方を社会の仕組みとして考える（第12章）もととなります。各論では，統合失調症の生活障害（第13章），発達障害としての見方（第14章），アウトリーチ・サービス（第15章），精神疾患における脳波の意義（第16章），の4テーマを取りあげました。付録は，英語論文の読み方，誰が治すのか，という内容です。

執筆にあたっては，医師以外の医療職や福祉職・保健職の専門家の多くにも，共通して理解していただける内容をとりあげるよう，できるだけ努めたつもりです。

『精神科臨床サービス』は，「昔であれば医局での雑談から学んだ知恵・コツ・技を，若い専門家に伝える雑誌」を目指しています。依頼原稿だけで構成され，季刊のムックともいえる雑誌です。江畑敬介先生から池淵恵美先生へと引き継がれた編集委員長の見識と臨床感覚，リーダーシップと寛容な方針が，その実現を可能にしています。そうした意図を私なりにまとめたのが，以下の編集後記でした。

「専門家が育っていくためには，耳学問で学び，先輩の体験談を聞き，見よう見真似で試す，という過程が欠かせない。昔ながらの徒弟制度はそのひとつの形であろう。教科書にある整然とした知識からは得られない，現場で本当に役立つ知恵・コツ・技は，そういう形でないと身につけることが難しいように思える。どうしてそうなのか。目標の設定の仕方，そのための物事の重要性の判断，それにもとづいて物事を進める手順，その結果についての見通し，結果にもとづく方針の修正，あたりがポイントであろう

か。知識があるだけでなく，行動・行為に結びつくようにその知識を組織化できることが専門家には必要なのである。その点が教科書からは学びにくい。」（第 4 巻 3 号）

「現場での精神科臨床サービスのほとんどは，最先端ではない普通の臨床実践である。普通の臨床実践をいかにすれば良質で望ましいものにできるか，最先端の進歩をどうすればそこに取り入れられるか，『精神科臨床サービス』が目指すのはそうした経験の交流だと考えている。多くの国民がそれなりの質のサービスをいつでもどこでも安価に受けられる，これが日本の医療の特色であり社会の安心の基盤であった。それが今変わろうとしている。必要とする患者が最先端の医療を最高のサービスで受けられることはもちろん大切である。しかし，それを支えるのは「良質な普通の精神科臨床サービス」であろう。」（第 6 巻 2 号）

それぞれの文章は，群馬大学の卒後 2 〜 4 年目の若手精神科医が中心になり，あるいはその意見を大幅に取り入れて，日々の実践における自らの体験をまとめたものです。より良い精神科臨床サービスの提供と，読者の専門家としての成長に，少しでもお役に立てばと思います。文章の端々に，群馬大学での診療と教育の香りをいくぶんかは感じていただけるかもしれません。

その時々で精一杯書いた文章ですが，今から振り返ると経験や考えや表現が不十分な点に数多く気づきます。そうした点も含めて，掲載された文章をそのまま収載することとし，手直しは語句の修正にとどめました。同じ内容が繰り返されたり，大切な内容が抜けているところは，私の関心の片寄りと狭さを示

しています。

　「レジデントの教育に便利なように，執筆した原稿を一冊にまとめられないか」という私の希望をこうした書籍として実現してくださったのは，『精神科臨床サービス』を担当してこられた星和書店編集部の近藤達哉，岡部浩，桜岡さおり，石井みゆきの各氏です。実際の編集作業にあたってくださった近藤氏には，とくにお世話になりました。皆さんのご尽力と編集会議での笑顔に深謝いたします。また，『臨床精神医学』に掲載された原稿2編の転載をご快諾くださったアークメディア社のご好意に感謝いたします。

　「書物はそれ自身の運命を持つ」という言葉があります。文章についても，そうしたことがあるのかもしれません。

　第8章で実学の例として取り上げたのは，原子力発電でした。精神科臨床サービスという文脈を離れて，どうしてそんな例に思い至ったのでしょうか。その号は，「失敗学から学ぶ」という特集でした。

　また，第11巻3号の編集後記の執筆を依頼されたとき，手帳で確認して初めて，その編集会議が2011年3月10日の夜であったことに気付きました。東日本大震災の前夜に，「安全・安心の精神科臨床サービス－どこでも役立つリスク軽減の方法と実践」という特集を相談していたのです。時間がそこで途切れていました。その編集後記で紹介したのは次の文章でした。

　　「親しい仲間と一緒に不動の地盤の上で生きること――生きるとはなにかの根底となっているこの原則自体が破壊されるような事態がもちあがったら，私たちは破局的な場面へ追いこまれてし

まう……不幸はいつでも不意に，気軽にやってくるけれども，幸せの方はというと，自分で丹念に生活向上を企画し，苦労しながら一歩一歩と身をひきあげていって，その末にやっと一かけらの幸福をつかまえるしかできない。("不幸はだしぬけに襲いかかる")」(島崎敏樹『生きるとは何か』1974)。

この本の中のもうひとつの文章も，精神科臨床サービスに携わるときに心に留めておきたい文章です。

「失うことで幸福はそれと知られるのである。したがって，『生きていること』というもっとも根底のことがらとなると，平生は気づこうにも気づけるわけがない。それが生命をあやうくする危機に立たされることで，にわかに自覚されてくる。("喪失はめざめである")」

　　　　　　　　2012 年初夏　各文章の共著者にかわって
　　　　　　　　　　　　　　　　　　福　田　正　人

(文章のなかで紹介した症例やエピソードは，さまざまな経験をもとにした架空のものです。また執筆者の所属は，巻末に一覧した初出の時点のものです。)

目　次

はじめに　iii

第1章　アセスメント … 1
Ⅰ．入退院時のアセスメントの目的　2
　1．「広い意味」でのアセスメント　2
　2．アセスメントに必要な3つの視点　2
　3．実践的マニュアルを目指して　3
Ⅱ．入退院時のアセスメント・マニュアルについて　4
　〈表1「入院時のアセスメント」の解説〉　4
　　Ⅰ．精神疾患に関連した評価　4
　　Ⅱ．精神的な能力の評価　8
　　Ⅲ．身体面についての評価　10
　　Ⅳ．心理的な評価　11
　　Ⅴ．患者を取り巻く家庭的・社会的状況についての評価　11
　　Ⅵ．法的な評価・病室を選ぶための評価　12
　　Ⅶ．治療目標・治療計画・治療契約　13
　〈表2「退院時のアセスメント」の解説〉　13
　　Ⅰ．精神疾患そのものについて評価　13
　　Ⅱ．行動化の評価　14
　　Ⅲ．退院希望の評価　16
　　Ⅳ．家庭での機能レベルの評価　16
　　Ⅴ．職場適応　16
　　Ⅵ．日常生活機能の評価　17

Ⅶ．心理的な評価　*17*

　　Ⅷ．生活基盤の評価　*17*

第2章　治療計画をたてる …………………………………… *19*

　Ⅰ．入退院時に治療計画を立てることの意味　*20*

　　1．患者は「私に有効な治療」を求めている　*20*

　　2．治療計画には「治療可能性の予測」「治療法の選択」
　　　　「治療効果の評価」が必要である　*21*

　　3．治療計画は患者と治療者で共有する　*22*

　Ⅱ．臨床の現場で　*22*

　　1．「何を治療するのか？」を評価する　*23*

　　2．「どこまで良くなりそうか？」の見通しを考える　*24*

　　3．患者・家族と治療計画を相談する　*24*

　　4．「何を優先して治療するか？」を検討する
　　　　―治療法選択の順位　*25*

　　5．治療のタイムテーブルを描く　*26*

　　6．治療効果を評価する　*27*

　　7．治療計画を患者・家族と共有する　*27*

　Ⅲ．解説　*28*

　　①精神的な機能レベル　*28*

　　②病識　*28*

　　③治療改善可能性を予測する要因　*29*

　　④機能レベルの回復　*29*

　　⑤患者・家族との合意　*29*

　　⑥優先治療すべき症状　*30*

　　⑦自殺リスクの評価と自殺の予防　*30*

　　⑧入院期間の目安　*31*

⑨精神科におけるクリニカル・パス　*31*
　⑩回復の指標と看護　*32*
　⑪入院治療計画書　*33*
　⑫付記　*33*

第3章　心理教育（サイコエデュケーション） ……………………35
　Ⅰ．心理教育とは　*36*
　Ⅱ．ストレス脆弱性モデルと家族の感情表出　*37*
　Ⅲ．心理教育の適応の広がり　*38*
　Ⅳ．心理教育的家族援助の実際　*38*
　　1．目的と構造　*39*
　　2．プログラム　*40*
　　3．効果判定　*45*
　おわりに　*45*

第4章　病気と生活の見通しを学ぶ ……………………………47
　Ⅰ．「見通しをもつ」こと　*48*
　　1．いつの間にかもてるようになっている見通し　*48*
　　2．見通しの意義　*49*
　Ⅱ．どうやって見通しているのか？　*49*
　　1．具体例のイメージ　*49*
　　2．演繹と帰納　*50*
　Ⅲ．何を手がかりにしているのか？　*51*
　　1．行動を見る　*51*
　　2．深い心理の反映　*51*
　Ⅳ．経過からわかること　*52*
　　1．繰返されるパターン　*52*

2．パターンに気づく　53
　Ⅴ．時間の見通し　54
　　1．時間の見通しの意義　54
　　2．精神疾患の時間経過　54
　Ⅵ．予測を立てることで見通しを意識化する　55
　　1．見通しを書く　55
　　2．見通しを説明する，教える　56
　Ⅶ．未来を思うこと　57
　　1．見通しと前頭葉　57
　　2．精神疾患と見通し　57
　Ⅷ．人生における見通し　59
　　1．長い経過　59
　　2．精神科臨床サービスと見通し　60

第5章　精神療法・心理社会療法の脳基盤
——言語による脳機能の自己制御—— ……………………63

　Ⅰ．「脳から心へ」と「心から脳へ」　63
　Ⅱ．精神療法や心理社会療法による脳機能の変化　64
　　1．脳機能画像による賦活研究　64
　　2．安静時の脳活動との関連　64
　　3．臨床症状改善と脳機能変化の関係　65
　Ⅲ．「自己治療」による脳機能変化　66
　　1．プラセボと脳機能　66
　　2．バイオフィードバックや言語化と脳機能　66
　　3．日常生活における自己治療　67
　Ⅳ．言語による精神と脳機能の自己制御—「心から脳へ」　68
　　1．精神の自己制御　68

2．自己制御の起源　69

3．脳科学の発展と人間の精神　70

第6章　診察に役立つのはどんなカルテか？
——「わかりやすいカルテ」を目指して —— 75

Ⅰ．「精神科のカルテはわかりにくい」　76

1．日常診療で体験するわかりにくさ　76

2．わかりにくいのは精神科医のせいか？　76

Ⅱ．なぜわかりにくいのか？　77

1．病状がわかりにくい　78

2．治療経過の全体を把握しにくい　80

3．何を治療しているのかがわかりにくい　81

Ⅲ．どう書けばわかりやすくなるか？　83

1．日々の経過記録をどう書くか？　83

2．数か月ごとに全体的な経過を記載する。　87

3．図解を利用する　88

Ⅳ．医療チーム（患者・家族と医療スタッフ）が共有するカルテを目指して　94

1．始まっているカルテの共有　94

2．カルテの共有を進めるために　94

Ⅴ．「わかりやすいカルテ」を目指して　96

第7章　当事者とともにまとめる精神科臨床サービス … 99

Ⅰ．精神科臨床サービスの実践をまとめる—成果と作業　100

Ⅱ．忙しい現場だからまとめる　100

Ⅲ．当事者とともにまとめる—著者の経験　101

Ⅳ．経過の全体を捉える—「まとめ」の効用①　104

1．経過の全体を捉えることの難しさ　105
　2．経過の全体を捉えることの有用性　105
　3．経過の全体を導くもの　106
Ⅴ．体験を再構成する―「まとめ」の効用②　107
　1．体験をみずから再構成する　107
　2．体験を人生のなかに位置づける　108
　3．体験にもとづいて行動を変容する　109
Ⅵ．実践のまとめを形にする　110

第8章　精神科臨床における失敗の特質と意義
――失敗が支える臨床サービス―― …………………113

Ⅰ．精神科臨床サービスにおける失敗学　114
　1．精神科臨床サービスにおける失敗学の意義と必要性　114
　2．失敗体験から学ぶ過程の特徴と難しさ　115
Ⅱ．臨床サービスは失敗の積み重ねである　115
　1．基礎科学と応用科学（実学）　116
　2．実学としての臨床サービスにおける失敗　116
　3．臨床サービスは発見的（heuristic）な過程である　117
Ⅲ．見通しと失敗　118
　1．見通しをもつ　118
　2．見通しにもとづいて失敗を減らす　119
　3．見通しを獲得する　120
Ⅳ．失敗を認識し評価する　120
　1．重大な行動化をめぐる失敗　121
　2．パターンに気づく　121
　3．パターンを支配するもの　122
Ⅴ．失敗を形にする　123

    1．重大な行動化のパターン評価用紙　*123*
    2．形にすることでわかること　*124*
 VI　失敗学の脳機構　*125*
    1．失敗と成功　*125*
    2．自覚しにくい失敗の経験　*126*
    3．失敗体験の脳機構　*126*
 VII．失敗を共有する　*128*
    1．難しい失敗の共有　*128*
    2．形に残すことで共有する　*129*
    3．失敗を当事者と共有する　*129*
 VIII．失敗を感じている当事者を援助する　*130*

第9章　「してはいけない」とわかっていても「ついしてしまう」こと
―― 精神科臨床サービスの失敗学 ―― ……………*133*

 I．基本と形式　*134*
 II．事実を尊重しない―病状を知ること　*135*
    1．患者の訴えを聞かない　*135*
    2．繰り返す訴えに耳を貸さない　*135*
    3．気づいた変化を無視する　*136*
    4．患者を教科書にあてはめる　*136*
 III．将来を見通さない―回復の計画と見通しを立てること　*137*
    1．治療の見通しをもたない　*137*
    2．治療の計画を立てない　*138*
    3．見通しと計画を説明しない　*138*
 IV．過去を生かさない―治療の経過を大切にすること　*139*
    1．初診のカルテをたまに読み返さない　*139*

2．治療の経過を振り返らない　*140*

3．患者の生活に目を向けない　*141*

Ⅴ．他人を信じない―チームで治療すること　*141*

1．患者の健康な部分を信じない　*142*

2．家族を非難する　*142*

3．他の職種の力を信じない　*143*

Ⅵ．先人に学ばない―科学としての医療・福祉　*144*

1．原則に従わない　*144*

2．新しい進歩を勉強しない　*144*

Ⅶ．治していると思う―自分の力を知ること　*145*

1．「自分の」患者　*145*

2．早く治そうと思う　*146*

3．診療がうまく進むと感じる　*146*

4．自分の調子が良い　*147*

Ⅷ．「ついしてしまう」のはどうしてか？　*147*

1．手続記憶としての「してはいけない」こと　*148*

2．脳の抑制機能としての「してはいけない」こと　*148*

3．失敗学としての「してはいけない」こと　*148*

4．「精神科臨床サービスの失敗学」　*149*

第10章　精神科臨床サービスの専門家としての基本と成長 ……*153*

Ⅰ．専門家になる　*154*

1．What と How　*154*

2．当事者から専門家と見られる　*154*

Ⅱ．成長する　*155*

1．行動の自動化の意識化　*155*

2．行動を通じた理解の深まり　*156*

3．未来を見通す　*157*
Ⅲ．先達に学ぶ　*158*
　　1．モデルとしての先達　*158*
　　2．一人の人間としての全体性　*159*
　　3．単著の教科書　*160*
Ⅳ．Personification　*161*
　　1．抽象的理念の具体化　*161*
　　2．人格化　*162*
Ⅴ．自分を知る　*162*
　　1．できること，できないこと　*162*
　　2．人生の諦念　*163*
Ⅵ．人生の送り方を知る　*164*
　　1．人生を規定する性格　*164*
　　2．科学の発展段階と性格のめぐりあわせ　*165*
　　3．精神科臨床サービスにおける時代と性格　*166*
Ⅶ．日々の仕事　*167*
　　1．職人としての専門家　*167*
　　2．自然なこと　*167*
Ⅷ．当事者と力を合わせる　*168*
　　1．サービスの主体としての当事者　*168*
　　2．生活の困難を当事者と共有する　*169*
　　3．機能障害の客観指標　*170*
Ⅸ．自己実現としての成長　*170*

第11章　研究を準備する
Ⅰ．研究の what と how　*173*
Ⅱ．研究する自分自身を準備する　*174*

1．『研究者』より　*174*

　　2．優れた研究者をめざす　*177*

　　3．身近にモデルをもつ　*178*

　　4．自分の性格を知る　*179*

　Ⅲ．研究のための基礎力を準備する　*180*

　　1．英語が読める　*181*

　　2．論文が読める　*182*

　　3．資料が整理できる　*182*

　　4．My Documents を整理する　*183*

　　5．My Documents の運用を記憶の特徴に合わせる　*184*

　　6．物事を自分の責任で判断する　*186*

　Ⅳ．研究の方法を準備する　*187*

　　1．方法論の特徴を理解する　*187*

　　2．方法論の意義を発見する　*188*

　　3．手法研究と疾患研究　*189*

　　4．確実なものは何か？　*190*

　Ⅴ．研究のテーマを準備する　*190*

　　1．自分を突き動かすテーマを選ぶ　*191*

　　2．臨床のなかからテーマを見出す　*191*

　　3．自由発想型研究と目標達成型研究　*193*

　　4．明らかになっていること，明らかでないこと　*194*

第12章　こころの健康推進を日本の基本政策に
——精神保健と医療の改革の課題—— …………………*197*

　Ⅰ．精神保健・医療・福祉を政策として考える必要性　*198*

　　1．当事者や家族のニーズ　*198*

　　2．精神保健・医療・福祉の基礎にある国の政策　*199*

3．「こころの健康政策構想会議」の提言　199
Ⅱ．こころの健康推進を日本の基本政策に　200
　1．国民の基本的権利，社会の基盤としてのこころの健康　200
　2．「国民のこころの健康の危機」という現状と　三大疾患としての精神疾患　202
　3．国の基本的な政策としてのこころの健康　203
Ⅲ．こころの健康問題の特徴に合わせたサービス　204
　1．見えにくい問題，届きにくいサービス，変わりやすい状態　204
　2．全人的サービスを当事者に届ける――多職種チームによるアウトリーチ　205
Ⅳ．精神保健・精神医療・家族支援の改革　206
　1．地域こころの健康推進チームの創設（精神保健）　206
　2．国民のニーズに見合う医療サービス（精神医療）　207
　3．介護者を地域社会で支援（家族支援）　208
Ⅴ．改革を実現するための制度の整備　209
　1．こころの健康問題についての啓発の推進　209
　2．権利擁護組織やサービス評価組織の設置　210
　3．人材育成の取り組み　210
　4．自治体での取り組み　211
　5．国としての取り組み　211

第13章　統合失調症における日常生活の障害　213

Ⅰ．捉えにくい日常生活の障害　214
　1．日々の生活でいろいろ困る　214
　2．日常生活の障害は統合失調症の本質的な部分である　214
Ⅱ．日常生活の障害を捉える視点　215
　1．場と機能領域から捉える　215

2．日常生活の障害は治療にとって不可欠である　*216*
　Ⅲ．日常生活障害の評価は難しい　*216*
　　1．ほど遠い標準化　*216*
　　2．日常生活の障害を脳機能障害から捉える　*217*
　Ⅳ．事物を対象とした障害―「認知機能障害」　*217*
　　1．神経心理検査で測定できる認知機能障害　*217*
　　2．統合失調症における認知機能障害　*218*
　Ⅴ．他人についての障害　*219*
　　1．社会機能と認知機能障害　*219*
　　2．対人機能の独自性―「社会的認知」　*219*
　Ⅵ．自分についての障害　*220*
　Ⅶ．非特異的な日常生活の障害　*221*
　　1．特異的な障害と非特異的な障害　*221*
　　2．脳障害と関連した日常生活の障害　*222*
　Ⅷ．日常生活の障害の起源　*223*
　　1．日常生活の障害は発症以前から認められる　*223*
　　2．年齢ごとの日常生活の障害　*224*
　　3．日常生活の障害と精神症状　*225*
　Ⅸ．日常生活の障害への対応と援助　*225*
　　1．それぞれの障害への対応と援助　*225*
　　2．日常生活の障害の長期的展望　*226*
　　3．身体リハビリテーションにおける新しい考え方　*227*
　　4．報告書「高齢者リハビリテーションのあるべき方向」
　　　　より　*228*

第14章　発達障害・発達特性の見方を治療と支援に生かす ……*231*
　Ⅰ．個性としての発達障害・発達特性　*232*

Ⅱ．発達特性の見方を生かせた経験　*233*

Ⅲ．支援のための発達障害・発達特性という視点　*234*

Ⅳ．発達障害・発達特性に気付く　*235*

Ⅴ．本人の気付きをいつまでも待たない　*236*

Ⅵ．小さなことまでできるだけ具体的にする　*238*

Ⅶ．調子が悪い時にだけこだわりが目立つ　*239*

Ⅷ．こだわりが強いことを生かす　*240*

Ⅸ．ぎこちない対人関係に目を奪われない　*241*

Ⅹ．家族や友人や同僚としての体験　*242*

Ⅺ．発達障害・発達特性を背景とした精神疾患　*244*

Ⅻ．ADHDとしての発達障害　*245*

ⅩⅢ．発達歴で確認できない発達障害　*246*

ⅩⅣ．実践で役立つ発達障害の見方　*247*

第15章　こころの健康を守る政策として求められるアウトリーチ　…*249*

Ⅰ．当事者・家族のアウトリーチへのニーズ　*250*

　1．当事者や家族のニーズ　*250*

　2．ニーズを知る場の必要性　*250*

　3．アウトリーチについてのニーズ　*251*

Ⅱ．アウトリーチの必要性　*253*

　1．必要なサービスほど届かない　*253*

　2．届くサービス　*254*

　3．アウトリーチに求められる機能　*254*

Ⅲ．日本のアウトリーチの現状　*255*

　1．現在の制度のもとでの状況　*255*

　2．現状の制度のなかで可能な実践　*257*

Ⅳ．実現可能なあるべき姿　*258*

1．アウトリーチの普及を考える上で　*259*

　　2．日本のアウトリーチのための提案　*260*

　　3．アウトリーチの普及を支えるために　*261*

　Ⅴ．人のこころとアウトリーチ　*263*

第16章　精神疾患の診療に脳波を生かす
——正常所見の意義を深読みする—— ……………………… *265*

　Ⅰ．さえない脳波　*265*

　Ⅱ．精神疾患の診断・治療における臨床脳波の意義　*267*

　　1．精神疾患の多くは臨床脳波によっては診断できない　*267*

　　2．臨床脳波は脳の機能状態を反映する　*268*

　【コラム】脳波と心電図の比較　*269*

　Ⅲ．精神疾患で認める脳波所見　*270*

　　1．意識障害　*271*

　　2．脳器質性疾患　*273*

　Ⅳ．気分安定薬としての抗てんかん薬と臨床脳波　*274*

　　1．気分安定薬としての抗てんかん薬　*274*

　　2．気分安定薬の効果と臨床脳波　*275*

　Ⅴ．精神疾患で認める「正常所見」の臨床的意義　*276*

　　1．アルファ波　*277*

　　2．徐波　*279*

　　3．速波　*279*

　　4．棘波・鋭波　*281*

　　5．賦活法　*282*

【付録1】英語論文の読み方 ……………………………………… *287*

　英語論文を読む手順　*288*

1．全体の流れ　*288*

2．論文を読む前提　*288*

3．具体的な手順　*289*

【付録2】誰が治すのか？ ……………………………………*291*

索引　*295*

初出一覧　*300*

第1章
アセスメント

亀山正樹*，松本武士*，柴田信義*，福田正人*

抄 録

卒後2年目の研修医が中心となって，臨床現場で苦労している初心者に役立つ実践的マニュアルを目指した「入院時アセスメント用紙」「退院時アセスメント用紙」を作成した。作成のうえでは，経験者が暗黙のうちに行っている「臨床の勘やコツ」を初心者が意識的に身につけられるように，アセスメント項目の整理を目指した。とくに留意したのは，精神疾患や精神症状の評価と同時に，①精神疾患患者を家庭・職場・社会という人間関係のなかで生活する主体として理解すること，②精神疾患により障害される精神機能のみでなく，障害されずに保たれている精神機能にも注目すること，③精神疾患の重症度とともに，生活における機能レベルにも着目すること，であった。このマニュアルは，作成の経緯から総合病院精神科を念頭においたものである。

▶キーワード：精神疾患，入院，退院，アセスメント，マニュアル

かめやま まさき，まつもと たけし，しばた のぶよし，ふくだ まさと
*群馬大学医学部神経精神医学教室

I 入退院時のアセスメントの目的

1.「広い意味」でのアセスメント

　入院治療は，精神疾患に苦しむ1人の人間を病棟に受け入れて行う医療である。その患者から切り離して，精神疾患のみ精神症状のみを治療することはできない。したがって，入退院時におけるアセスメントは，精神疾患の診断や精神症状の評価という「狭い意味でのアセスメント」のみでは不十分で，「広い意味でのアセスメント」が必要となる。従来「アセスメント」という言葉は，ともするとこの狭い意味に限局して用いられがちであった。

2．アセスメントに必要な3つの視点

　「狭い意味」と対比した「広い意味」に含まれるのは，次の3つの視点である。第一は，精神疾患患者を孤立した存在としてでなく，家庭・職場・社会という人間関係のなかで生活する主体として理解する視点である。人間は社会的存在であるということを忘れてはならない。第二は，精神疾患により障害される精神機能のみでなく，障害されずに保たれている精神機能にも注目する視点である。治療という回復過程を実現するためには，精神機能の障害を軽減するとともに，保たれている精神機能による治癒・代償能力を生かすことが必要である。第三は，精神疾患の重症度とともに，生活における機能レベルに着目する視点である。家庭生活や社会生活における精神的な面での機能レベルは，精神疾患の診断や重症度とはある程度独立している。身体疾患においては，疾患診断やその重症度の評価と平行

して，日常生活行為 activities of daily living（ADL）や社会生活行為 activities of social life（ASL）を評価することがリハビリテーションに有用である。同じように考えれば，精神疾患については，日常生活における精神的機能レベルという考え方が，精神疾患患者の生活の質 quality of life（QOL）を改善する手がかりとなるであろう。

3．実践的マニュアルを目指して

　入院医療に携わる医療関係者は，こうした「広い意味でのアセスメント」を当然のこととして暗黙のうちに行っている。「臨床の勘」であり「経験者のコツ」である。しかし，それを明示して教育することは意外に少ない。初心者は，日々の入院診療経験を重ねるなかで，この「広い意味でのアセスメント」を無自覚のうちに身につけていくことが多い。

　ここでは，経験の少ない医療関係者を想定し，広い意味でのアセスメントを「意識的に」可能にすることを目的として，「アセスメント項目の整理」を試みた。まず，卒後 2 年目の精神科医が中心となり，自らの臨床経験をもとに原案を作成した。この原案に病棟指導医がコメントを加え，暫定案としてまとめた。その暫定案を，卒後 1 年目の精神科医が実際の入退院患者を対象に臨床試行し，その結果をもとに改訂する，という手順でこのアセスメント・マニュアルは完成した。こうした成立の経緯から，このアセスメント・マニュアルは単科精神病院よりも総合病院精神科を念頭においたものとなっている。原案を作成した卒後 2 年目の精神科医にとっては，研修のまとめとしての作業でもあった。

　目指したのは「臨床現場で苦労している初心者に役立つ実践

的マニュアル」である。日常診療で手軽に利用できるよう，1枚の用紙におさまりカルテに綴じこめるよう配慮した。既存の評価尺度を参考とした項目もあるが，「初心者に役立つ」ことを目的としたものは少なかった。

II　入退院時のアセスメント・マニュアルについて

　このアセスメント・マニュアルは，入院時用（表1）と退院時用（表2）からなっている。評価・記入した項目の左端の□にチェックを入れると，評価済みの項目と未評価の項目が一覧できる。各項目は，カッコ内に選択項目があるものは丸で囲み，空欄には自由に記述する。簡便な評価を目指して多くを選択式としたが，選択式では不便・不備になると考えた項目は記入式とした。日常診療で手軽に利用できるよう，1枚の用紙におさまりカルテに綴じこめるよう配慮した。

　それぞれの表には，詳しい解説をつけた。的確な表現が難しく，評価用紙のみの記載では意味をとりにくい項目がある。解説の記載例を読んでいただくと，筆者らの意図が理解していただけると思う。作成者が工夫した項目である。

表1「入院時のアセスメント」の解説

I．精神疾患に関連した評価
　(1)精神疾患そのものについての評価
　①診断・精神状態像・精神症状→入院前に，入院依頼医より暫定診断か確定診断なのかを聴取する。外来で確定診断されている場合でも，入院中に診断の再評価を行う。外来通院時や以前の入院時には認めなかった病状を認めることがしばしばある。診断の再評価は入院診療における

第1章 アセスメント

表1 入院時のアセスメント

入院時のアセスメント　　　患者氏名：　　　　　入院日　年　月　日（第　回目）

I. 精神疾患に関連した評価
（1）精神疾患そのものについて評価
□★①診断（確定・暫定）・伝統的診断（　　　　　　　）/ICD-10（　　　　　　　）
DSM-IV（1軸：　　　2軸：　　　3軸：　　　4軸：　　　5軸：GAF　　　）
□★　・精神状態像（幻覚妄想状態・抑うつ状態・躁状態・昏迷状態・神経衰弱状態・認知症状態・意識障害）
□★　・精神症状（　　　　　　　　　　　　　　　　　　　　　　）/興奮・錯乱（あり・なし）
□　②精神症状が行動に影響を及ぼす程度（すっかり症状にとらわれている・多少影響がある・あまり影響がない）
□★③病状の時間経過…今回の発症（急に・徐々に）/今回の誘因（あり（喪失体験・怠薬・その他（　　））・なし・不明）
個々の病相の時間的な変動性（急速・ゆっくり）
□★④病識の程度…（病気を認識し異物として感じている・病気を認識しているが同化している・病気であることを認識していない）
（2）行動化についての評価
□★①自殺企図…既往（あり・なし）可能性（高い・低い）/自殺以外の自傷…既往（あり・なし）可能性（高い・低い）
□★②他害…既往（あり・なし）可能性（高い・低い）
□★③離棟…既往（あり・なし）可能性（高い・低い）⇒どこへ行きそうか？（　　）何をしそうか？（　　　）
□　④過去のその他の行動化（盗癖・性的逸脱・その他（　　　　　　　　　　　　））

II. 精神的な能力の評価
（1）精神的な機能レベルの評価
□　①社会生活…家庭生活（良・不良：　　　　　　　　　）/職場学校生活（良・不良：　　　　　　　）
□　②過去における最良の機能レベルとその時期（　　　　　　　　　　　　　　　　　　　　　　　）
（2）保たれている精神的能力の評価
□　①治療意欲（進んで・しぶしぶ・拒絶的・混乱）
治療契約（　　　　　　　　　　　　　　　　　　　　　　　　　　　　　　　　　　　　　）
□　②自分自身の行動を統制する能力（自律的・衝動的・依存的）/意識障害あり（JCS：　　）・脱抑制あり
□　③苦痛などを他人に訴えて援助を求める能力（高い・低い）

III. 身体面についての評価
□★①身体疾患（有・無）ある場合疾患名（　　　　　　　　　　　　　　　　　　　　　　　　　　）
□★②日常生活行為…介助（要・不要）⇒必要な場合（食事・排泄・入浴・歩行・その他（　　　　　））
日常生活機能を障害している主な原因（精神症状（　　　　　　　）・身体合併症（　　　　　））

IV. 心理的な評価
□　①性格特徴…病前性格（本人談：　　　　　　　　家族談：　　　　　　　　　　　　　　　　　）
□　②価値意識…人生の価値を何に置いているか（学歴・仕事・家・親からの評価・信仰（　　教）・その他（　　））

V. 患者を取り巻く家庭的・社会的状況についての評価
（1）家庭環境
□★①キーパーソン（いない・いる（　　　　　））⇒どんな役割の人物か（精神的支え・経済的実務的支援・環境調整）
□★②疾患・入院治療についての家族の理解（良・不良）
□　③患者に対しての家族の態度…情緒的巻き込まれ（あり・なし）/否定的発言（多い・少ない）
□　④経済状況（問題なし・問題あり）
□（2）職場・学校環境…職種（　　　　　　　　　）/上司・担任など職場の理解（良・不良・不明）
実際に休める期間（　　　　　　　　　　）/復帰しやすい環境にあるか（ある・ない）

VI. 法的な評価・病室を選ぶための評価
□★（1）入院形態（任意入院・医療保護入院・措置入院）
□★（2）部屋（保護室・個室・大部屋）

VII. 治療目標・治療契約
□★治療目標（　　　　　　　　　　　　　　　　　　　　　　　　　　　　　　　　　　　　　　）

（★：入院前〜遅くとも入院時初回面接でまず評価すべき項目）

重要な作業である。DSM-IVは5軸とも診断することが望ましいが、入院時にすべての軸診断ができない場合もある。このような場合は入院初期に把握するよう努める。操作的診断と同時に、精神状態像を記入しておくとわかりやすい。例えば「躁状態で興奮・錯乱あり」と記載してあると、入院時の様子がイメージしやすい。評価用紙の精神症状分類は古典的なものと一部異なるが、わかりやすさを優先した。

②精神症状が行動に影響を及ぼす程度→同じ症状を認めても、症状に左右された行動化を認める場合と認めない場合がある。不安焦燥感が強いうつ病で自殺企図がある場合／ない場合、幻覚妄想にとらわれている統合失調症患者が行動化する場合／しない場合、である。この行動化は、症状の重症度とは必ずしも相関しない。行動化は、II（2）②自分の行動を統制する能力、③苦痛などを他人に訴え、助けを求める能力なども関連するので、総合的に評価する。精神症状に基づいて行動化しやすい患者には、いっそうの注意と配慮が必要となる。

③病状の時間経過→病状の時間経過は、2つの観点から評価する。第一は、今回のエピソード発症についての時間経過、すなわち発症の急激／緩慢の区別である。急激な発症では、心因、脳炎などの脳器質疾患、怠薬の有無、などを検討する。第二は、病相を反復する患者における、個々の病相での病状変化の時間経過である。例えば、双極性障害患者における躁転は、徐々に移行する場合と急激に切り替わる場合がある。前者では対応に時間的余裕があるが、後者の場合にはそうした特徴を事前に把握し、抗うつ薬の減量や気分安定薬の増量をすみやかに行う必要がある。統合失調症や他の疾患でも同様である。

④病識の程度→病気およびその治療についての認識の程度は、治療意欲や退院の予後に大きく影響する。入院中に可能な範囲で正しい認識を獲得してもらうことは、治療の要点の1つである。何となく病気であることはわかっていても、病気（症状）を自我親和的に感じていると治療に結びつきにくいが、病気を異物として客観的に捉えていると治療への導入が容易である。病識を欠くことが多い統合失調症患者にも、「今のあなたのつらい感じは治療によって楽になります」と治療導入時に伝えておくことで、寛解期に病感が増すことも多い。そのうえで寛解期に、「あ

の時にお話したように病院での治療で良くなったのだから，やはり病気だったと思いませんか」と説明すると，納得を得やすい。

(2)行動化についての評価→患者を生命的・社会的に守るという点で，事実上まず評価しなければならない項目である。行動化を認める患者では，病棟生活を注意深く観察し，場合によっては行動制限の必要が生じる。

①自殺・自傷→個々の症例で自殺を完全に予測するのは困難とされるが，可能な範囲で危険性を事前に評価することは必須である。危険因子として，本人の自殺企図歴（回数が多い・致死的な方法での未遂歴）・家族の自殺企図歴・アルコール依存症の併存・周囲のサポート力の低下（未婚，離婚，単身，近親者の死亡など）・高齢・喪失体験・病気や事故を避けようとしない事故傾注・病識欠如・健忘の存在・行動統制能力の低下・症状易変性・うつ状態改善途上，などの有無を評価する。また，自殺目的以外の自傷も評価する。境界性パーソナリティ障害患者のリストカット，慢性統合失調症患者・自閉症児の常同的な自傷行為などであるが，判断が難しい場合もある。自殺・自傷の可能性が高い患者は，病棟内での行動を注意深く観察する。

②他害→被害的な異常体験を持つ統合失調症の患者，躁病で易怒的な患者，反社会性パーソナリティ障害患者，アルコール依存患者などで，とくに注意を要する。危険因子として，他害の既往，他害を示唆する言動，被害的内容の幻聴や妄想，などがある。他害の可能性が高いと考えられた場合には，薬物による鎮静・隔離・拘束などの必要性を速やかに判断する。被害を防ぐだけでなく，患者を社会的に守ることになる。

③離棟→離棟は，その可能性の有無の評価以上に，何を目的に離棟を図るかの理解がより重要である。病識がなく無理に入院させられたと考えている患者が無断で家に帰る，あるいは軽躁状態の患者が職員に告げずに買物目的に外出する，といった事故の可能性の低い離棟と，希死念慮の強いうつ状態の患者の離棟とでは，緊急性がまったく異なる。離棟に関しては自傷・他害の可能性を常に併せて考える。入院歴が多いあるいは長い患者で離棟を繰り返している場合には，どこに行って何をしそうかについての判断は長年従事している経験豊かな看護職員の意見が貴

重である。また家族の意見も参考にする。

Ⅱ. 精神的な能力の評価

(1)精神的な機能レベルの評価

①社会生活→家族・職場など社会生活における機能レベルは，精神疾患の診断や重病度とはある程度独立している。社会的な機能レベルがどれだけ保たれているか，どれだけ低下しているかを知ることは，障害の程度の評価につながる。また元来の機能レベルを評価すれば，最大限回復可能な状態を知ることができる（「過去における最良の機能レベルとその時期」の項目を参照）。社会生活の機能レベルが低下している場合，精神症状との関連を評価する。家事が十分にできない場合を例にとると，うつ病による意欲低下でやる気が起きない，強い不潔恐怖により物がさわれない，など。精神症状との関連が明らかでない場合や特定できない場合もあるので，「現時点では理由は不明」と記載しても良い。

・記載例1（うつ病女性患者）：家庭内機能レベル（不良：うつによる意欲低下のため家では横臥のことが多く，家事もままならない）／職場内機能レベル（不良：無理に出社しても，周囲が自分の噂をしていると感じる被害妄想があり苦しい思いをしている。集中力の低下もありミスも多い）

・記載例2（不登校児）：家庭内機能レベル（良：家では家族との会話もあり，仲の良い友人と遊びに出かける）／学校内機能レベル（不良：ほとんど登校せず，登校しても午前中には帰宅してしまう―原因ははっきりせず）

②過去における最良の機能レベルとその時期→精神疾患治療において設定する回復可能な目標として，最も簡便で有用な指標が「過去における最良の機能レベル」である。この目標に照らして，障害の程度，治療による回復の程度，を評価する。過去における機能レベルの評価には，本人からの情報とともに，家族などからの情報が必要である。とくに，双極性障害患者では評価を誤りやすい。

1）障害の程度の評価：障害の評価は，個々の患者ごとに過去におけるその患者の機能レベルとの比較で行う。例えば，病棟で他患との交流

もなく無為に過ごしていても，元来は会社員として第一線でやっていたか，もとから一人で過ごすのが好きだったか，によって現在の状態の評価が異なる。

2) 治療による回復の程度の評価：元来の状態にどの程度近づいたかは，治療効果測定のおおまかな目安である。患者・家族にとっては，症状の消失よりも過去の最良の状態にまで戻ることが「治る」ことであると感じられることが多い。

3) 家族などからの情報の必要性：過去における機能レベルは，本人と家族の両者に確認する。とくに双極性障害患者が最良の機能レベルを躁〜軽躁病相期に想定しているのを，治療者は見逃しがちである。

・記載例1　（20代無為自閉の統合失調症患者）：高校時代は運動部のレギュラーとして全国大会も経験（→照らし合わせると現在は活動水準がかなり低下している印象）

・記載例2　（双極性障害患者…レクリエーションで先頭に立って他患をまとめている）：中学，高校で生徒会長を経験し，就職後も大手企業で営業成績優秀であった（→現在の状況は軽躁状態の可能性があったが，患者本来の活発さと考えられる）

(2)保たれている精神的能力の評価→精神疾患による障害を受けていない精神的な能力についての評価である。精神疾患の治療においては，障害された精神機能を回復させるとともに，この保たれている精神機能（＝患者の精神機能の健康な部分）を伸ばして，治癒能力・代償能力として生かすことが重要である。この能力は，転帰に影響する。Ⅰ(2)行動化の生じやすさとも関連する。

①治療意欲・治療動機→治療意欲は，患者本人の言葉と受診時の態度の両者から評価する。言葉と態度とが異なり，態度から読みとれる意欲の方が患者の本心であることは多い。治療意欲は，治療関係ひいては予後に影響する。治療意欲が全くなく同意が得られない場合は，医療保護入院や措置入院となるので，入院形態とも関連する。

治療動機とは，「なぜ入院治療をしようと思ったか？」である。「病気を治したい」「病気とは思わないが，今のつらい状態を少しでも良くしたい」「同僚／前医に勧められて」などの治療動機を同定する。本人の意志

に反する医療保護入院の場合でも,「本人の動機はないが,両親の希望に渋々従って」というのは1つの治療動機である。入院当初には,本人に治療動機がなく,家族などの意向で入院治療となる場合があるのはやむをえない。そうした場合,入院を勧めた者への攻撃・責任転嫁・正当でない要求などを認める場合がある。治療早期に治療動機を促し,治療意欲を上げることが必要となる。

②自分自身の行動を統制する能力→自分自身の行動を統制して,精神症状による行動化を抑制できる能力である。うつ病を例にとれば,抑うつ症状はあるが日常生活を普通に行える場合と,抑うつ症状のために身辺処理が困難となる場合とがある。また,性格に衝動的・依存的な傾向があると,行動化が生じやすい。さらに,意識障害や抗不安薬による脱抑制があることでこの能力が低下する場合もある。意識障害の程度と行動統制能力の低下は必ずしも相関せず,意識障害が軽度であるせん妄の方が行動化しやすい。

③苦痛などを他人に訴えて援助を求める能力→自殺・自傷・他害・離棟など行動化の恐れがある患者でも,苦痛を言語化しスタッフなど他人にそれを訴えることができると,実際の危険性は低くなる。そうした能力は,行動化の危険とはある程度独立している。多訴的・依存的で常に助けを求める患者では,そうした行動が助けを求めることにどの程度有用であるかを,訴えの内容・妥当性から評価する。

III. 身体面についての評価

(1)身体疾患(合併症)の診断・症状→純粋に身体管理という点で必ず評価が必要な項目である。精神症状に影響する身体疾患もあるため注意を要する。詳細は省略。

(2)日常生活行為(Activities of Daily Living:ADL)の評価→日常生活における身体的な機能レベルを評価する。

II(1)精神的な機能レベルの評価・(2)保たれている精神的能力の評価と対をなすものである。機能低下が認められたら,それが何により障害されているかを評価する。例えば歩行が要介助の場合,うつ病による意欲低下で寝たきりなため,変形性関節症など身体合併症のため,抗うつ薬

の副作用でふらつきが出ているため,など原因を評価し,援助・治療につなげる。病棟では看護との関連も深く,連携しての評価が重要である。

Ⅳ. 心理的な評価

(1)性格特徴→元来の性格傾向と症状の関連をつかむ。臨床場面では,伝統的なメランコリー親和性,循環気質,粘着気質,統合失調気質などの用語が簡便である。本人と家族からの直接の表現を利用すると良い。

(2)価値意識→人生の価値を何に求めているかを理解しておくことは,長期的な視野で治療目標の設定や治療意欲を改善するために重要となる。例えば,学歴・仕事・家族や周囲からの評価・信仰など。信仰がある場合は,さしつかえない範囲で宗教名や治療に関する教義内容について質問する。教義によっては一部の治療を認めない場合がある。

Ⅴ. 患者を取り巻く家庭的・社会的状況についての評価

(1)家庭環境

①家族構成・キーパーソン→長期的に見れば,患者を最大に援助するのは家族である。家族構成・同居家族・患者の生育環境を知り,家庭環境についてのイメージを得ておく。例えば,古い農家で複数兄弟の長男,核家族の一人っ子,など。家庭内力動が早期に把握できるとさらに良い。

また家族の中のキーパーソンを確認することも重要である。そのキーパーソンに何が期待できるかも評価しておく。例えば,患者の精神的な支えになってくれる,経済的実務的な支援をしてくれる,家族間や職場に働きかけて環境調整をしてくれる,など。一部のことであればできる場合,複数のキーパーソンがそれぞれを担う場合,などがある。治療を進めるうえで非常に重要なので,初期に把握するよう努める。

②疾患・治療についての家族の理解→入院時に,家族が患者の病気をどう理解し,治療(入院・薬物療法・ECTなど)についてどう認識しているか,を確認する。例えば,外来での病状悪化に対して「薬のせい」と誤解している場合,意欲の低下や易疲労感などで動けないうつ病患者を「怠け」と誤解している場合などはよく遭遇する。患者本人が病識に欠け,疾患や治療を十分に理解できない場合には,家族,特にキーパー

ソンの理解を求めることは重要であるので，入院時点での家族の認識を評価する。

③患者に対する家族の態度→家族の感情表出（expressed emotion: EE）は，統合失調症・気分障害・摂食障害など多くの精神疾患の予後と関連が深い。特に，家族の情緒的巻き込まれ・批判的コメントが多い（high-EE）と，病状の遷延や再発が起こりやすいので，こうした傾向を評価する。こうした家族の対応には，患者の病状に対する反応の側面があることを理解し，家族を責めることなく，心理教育や家族療法などを活用して問題の解決を図る。

④経済状況→入院治療が本人・家族にとってどのくらいの経済的負担となるか。経済状況を職業などから推察する。治療関係が良好な場合には，年収そのものを聞くことも可能な場合がある。患者が経済的主柱である場合には，家族の経済的負担も強くなるため，患者の十分な休養・治療を妨げられることがある。

(2)職場・学校環境→会社名だけでなく，所属部署の状況や担当職務の内容を確認する。患者の本来の社会的機能レベルや経済状況が推察できると同時に，回復して復職を図る場合の目安ともなる。また職業・役職に応じて実際に休める期間を確認しておき，それをふまえた治療契約を結ぶ。

Ⅵ．法的な評価・病室を選ぶための評価

(1)入院形態→Ⅰ(1)精神疾患そのものについての評価，Ⅰ(2)行動化についての評価やⅡ(2)保たれている精神的能力についての評価，をもとに設定する。

(2)部屋→隔離室・個室・大部屋はⅠ(1)精神疾患そのものについての評価，Ⅰ(2)行動化についての評価やⅡ(1)精神的な機能レベルの評価に加え，Ⅲ身体面についての評価，をもとに設定する。病室の選択は危険や事故を予防するうえで重要だが，治療的な側面にも目を向ける。同室患者との人間関係を考えて，積極的に大部屋を利用することが可能である。うつ病患者どうしの助け合い，摂食障害患者の食べ吐きの抑制など。

Ⅶ. 治療目標・治療計画・治療契約

　治療目標→主訴・病歴にⅥまでの項目の評価を加えて，入院治療目標・治療契約を設定する。「この点を，こういう方法で治療し，こうなったら退院しましょう」というもの。一般的なものよりも具体的・現実的なものが望ましい。基本的な治療契約は変わらなくても，具体的な点については入院時の段階で立てた目標を最後まで変更する必要がない場合は少ない。病状の変化，新たに得られた情報をもとに，治療目標や計画を患者とともに再検討あるいは再確認する機会を時々もつことが望ましい。治療目標は患者・家族で同じ目標であることが基本だが，違いがある場合には両者を列挙する。また統合失調症など入院時に病識がないために本人との治療目標の設定ができない場合には，家族と立てた目標を言葉で患者に説明しておく。たとえ患者が亜昏迷状態のような場合であっても，そのことが後々の治療関係を良好にすることが多い。

・記載例：治療目標（摂食障害患者：体重を 38 kg まで戻し，その前後で維持できるようにする）

表2 「退院時のアセスメント」の解説

Ⅰ. 精神疾患そのものについて評価

　①診断→原則として確定診断とする。疑いが残る場合はその旨を記載する。
　②症状の評価→全体的な改善度を完全寛解・部分寛解・増悪にわけて評価したうえで，個々の症状について入院時と比較して改善した症状／改善していない症状を併記する。残存している症状については，それが退院後の生活にどのくらい影響を及ぼすかを評価する。影響が「大」であると予想されても，そのこと自身をきちんと認識している場合や周囲のサポートがある場合など，外来治療でもコントロールが期待できる場合は必ずしも退院の妨げとはならない。そうした条件を満たさない場合は，退院を再考する。部分寛解での退院は，外来治療に移行するメリットとデメリットのバランスを評価する。
　③病識の程度→病気およびその治療についての認識の程度は，退院後

の予後を左右する。病気を異物として自我異質的に捉えられる場合には，みずから予防対策が可能で予後がよい。何となく病気であることはわかっている場合でも病気（症状）を自我親和的に感じていると，予防的治療に結びつきにくい。病識・病感を促進し，再発予防をみずから行えるようにすることは精神科治療の柱の1つである。

　④薬物治療の評価…有効であった薬剤／有効であったが副作用で使用継続できなかった薬剤／有効でなかった薬剤／効果不明確な薬剤，と4段階に評価しておくと，その後の薬物調整に役立つ。単剤で複数の適応がある薬剤は効果のあった症状を併せて記載し，急性期に効果がなかったが維持療法で有効な場合はその旨を記載する。使用量や使用状況も記入すると良い。

　記載例：有効であり今後も効果が期待できる薬剤（薬物A：30 mg／day でうつ症状改善）

　　　　有効でなかった薬剤（薬物B：6 mg／day でうつ状態に変化なし）

　　　　副作用で使用継続できなかった薬剤（薬物C：400 mg／day で肝機能障害悪化・効果不明）

　　　　効果不明確な薬剤（薬物D：40 mg／day）

II．行動化の評価

　①自傷／②他害→退院が決まった後も，自傷・他害について引き続き注意が必要な場合がある。過去にこれらの既往がある場合，治療者がその徴候を捉えにくく対応が遅れがちな場合などである。後者の例として，衝動行為のある患者，症状の変化が急激な患者，単身の患者などが挙げられる。

　これらの予防のために，IV③ストレス場面での反応での評価を参考にし，混乱した際の患者の対処行動を評価しておく。患者に定期的な受診を促す（訪問看護を含む）とともに，患者の病状を常に把握するよう努める。また患者や家族自身がそうした徴候を事前に気づくためのヒントを，一緒に考えておくと良い。病識を促すこと，以前の自傷・他害行為について事前の状況・状態を患者・家族とともに検討する，などである。

表2　退院時のアセスメント

退院時のアセスメント	患者氏名：	年　　月　　日～　　年　　月　　日入院

I．精神疾患そのものについて評価
- □①診断…伝統的診断(　　　　　　　　　　)／ICD-10(　　　　　　　　)
  - DSM-Ⅳ(1軸：　　　2軸：　　　3軸：　　　4軸：　　　5軸：GAF　　　)
- □②症状の評価…改善度(完全寛解・部分寛解・増悪)
  - 退院時に残存している症状(　　　　　　)⇒これらが退院後の生活に支障を来す程度(大・中・小)
  - 入院時にあったが退院時は認めない症状(　　　　　　)
- □③病識の程度(病気を認識し異物として感じている・病気を認識しているが同化している・病気であることを認識していない)
- □④薬物治療評価…
  - 有効であり今後も効果が期待できる薬剤(　　　　　　　　　　　　　　　　　)
  - 有効でなかった薬剤(　　　　　　　　　　　　　　　　　　　　　　　　　　)
  - 副作用で使用継続できなかった薬剤(　　　　　　　　　　　　　　　　　　　)
  - 使用したが効果不明確の薬剤(　　　　　　　　　　　　　　　　　　　　　　)

II．行動化の評価
- □①自傷…(可能性は低い・注意が必要)
- □②他害…(可能性は低い・注意が必要)

III．退院希望の評価

患者	家族
□本人の退院希望(あり・なし) ⇒ない場合の理由：ホスピタリズム・退院後の不安 (　　　　　　)・その他(　　　　　　)	□本人の退院希望(あり・なし) ⇒ない場合の理由(現病状に不安・再発に不安・家庭事情・その他(　　　　　　))

IV．家庭での機能レベルの評価(良い・注意が必要・不良)

患者	家族
□①家庭でのレベル (個人で十分に適応できる・サポートがあれば何とかやれそう・やや困難を伴う・非現実的) □②生活習慣(規則的・不規則) □③ストレス場面での反応…(冷静を保つことができる・混乱するが自ら対処できる・混乱に対応できず家人の見守りが必要・混乱すると家人では対応困難)	□①サポート力(高・中・低・近くに家族はいない) □②キーパーソンの再確認(いない・いる(　　　)) ⇒いるならどんな役割の人物か (精神的支え・経済的実務的支援・環境調整) □③患者に対する家族の態度 …情緒的巻き込まれ(あり・なし) 否定的発言(多い・少ない)

V．職場での機能レベルの評価(元の職場で可能・別の職場を検討・支援施設紹介(　　　))

患者	職場(学校)
□①本人の望む退院後の仕事 (以前の職場(学校)・別の職場(学校)・職場(学校)は希望しない・その他 (　　　　　　)) □②作業能力…(新たな仕事を学習できる・慣れた仕事を続けることはできる・仕事をはじめるが根気がない・やるつもりでもできない・やる気もない) □③対人能力…(他人とうまく合わせられる・対人緊張が強い・周囲とトラブルを起こしやすい)	□①サポート力(高・中・低・不明) □②上司・担任など職場の理解(良・不良・不明) □③実際に休める期間(　　　) 復帰しやすい環境にあるか(ある・ない)

VI．日常生活機能の評価

患者	家族
□①日常生活機能レベル…介助(要・不要) 日常生活機能を障害している主な原因… (精神症状(　　　)・身体合併症(　　　))	□①家庭での介助(可・不可・必要なし) ⇒不可の理由(　　　　　　　　　　)

VII．心理的評価
- □患者の人生全体における入院治療の位置づけ…退院するとどうなるのか(　　　　　　　　)

VIII．生活の基盤の評価
- □①経済力(支援不要・支援要(障害年金・生活保護・その他(　　　)))
- □②住居(支援不要・支援要(援護寮・グループホーム・その他(　　　)))
- □③社会参加・就職(支援不要・支援要(デイケア・訪問看護・共同作業所・職業訓練所・その他(　　　)))
- □④日常生活(支援不要・支援要(訪問看護・デイケア))

Ⅲ．退院希望の評価→患者本人や家族が退院を希望している程度についての評価である。精神医学的には退院できる状態でも，本人や家族が退院を希望しない場合にしばしば遭遇する。退院に対してもつ当然の不安の場合もあるし，長期入院患者では病棟生活で安定して退院への意欲が湧きにくい場合も多い。また家族は，病状や再発に対する心配に加えて，精神疾患患者による事件報道から不安を強くしている場合もある。両者の意見を良く聞いたうえで，お互いが納得する形での環境調整や治療契約の再検討を行う。

Ⅳ．家庭での機能レベルの評価→本人の機能レベルと家族のサポート力を総合的に評価する。

患者本人については，他患との交流，レクリエーション，作業への参加などから病棟生活での機能レベルを評価する。次に外出・外泊を行い，本人と家族の情報から家庭での機能レベルを判断する。

退院後に患者を支える最も大きな柱は家族となるので，家族のサポート力を並行して評価する。キーパーソンについては，入院時と同様に退院後に何を期待できるかを確認しておく。また患者に対する家族の態度を評価する。情緒的巻き込まれ・批判的コメントが多い（high-EE）と，病状の遷延や再発が起こりやすい。こうした家族の対応には，患者の病状に対する反応の側面があることを理解し，心理教育や家族療法などを活用して問題の解決を図る。必要に応じて訪問看護などの社会資源を利用する。

Ⅴ．職場適応→就労・復学は退院後の大きな課題の1つである。これも患者本人の問題と環境の問題の両者を総合的に評価する。まず患者本人については，作業能力だけでなく，仕事・勉強への意欲，対人関係能力を評価する。入院前の職場・学校に戻る可能性がある場合は，そこでの支援体制を事前に評価する。上司や担任の理解や協力の程度，職場復帰のための制度（半日勤務などが可能な場合もある），カウンセラーの有無，などである。総合的に判断し復帰が困難な場合は，現在の患者の能力と将来をふまえ，最も適した就労・学習・作業の場を検討する。

Ⅵ. 日常生活機能の評価→退院を考慮する時点で、食事・排泄・入浴・その他についての介助の要否、自宅での介助可能性、を評価する。この評価は、退院の可否だけでなく、退院先の選択にも関連する。精神的には入院を必要としないが自宅介助が不可能な場合は、福祉施設などへの退院を検討する。その際はⅧで評価する適した社会資源を活用する。

Ⅶ. 心理的な評価

①患者の人生全体における入院治療の位置づけ→今回の入院治療を患者がどう捉えているかを評価する。「精神科病院なんかに入院してしまって…」と挫折体験と捉えている場合、生き方を見直す機会であったと意義を見出している場合、すでに何度も入退院を繰り返しており特別な感慨がない場合、などいろいろである。精神科入院という人生における特別な出来事を、マイナスばかりでなくプラスの意義をもつものとして生かしていくために、この評価は重要である。

Ⅷ. 生活基盤の評価

①経済②住居③就職・社会参加④生活習慣→長期入院患者が退院できない理由の1つに、生活基盤が整っていない点がある。退院前にこの点を評価し、生活基盤で不足している部分を把握し、適切な社会資源の利用可能性を検討することも、退院調整の重要な部分である。障害年金を受給できる条件はあっても、さまざまな理由から患者や家族がそれを望まない場合もあり、最も良いと思われる制度を多面的に検討する。精神科ソーシャルワーカーなどが配置されていない病院もあるので、主治医が調整にあたらなければならない場合も多い。

第2章
治療計画をたてる

大森一郎*，結城直也*，宮田洋志*，福田正人*

抄　録

　卒後2年目の研修医が中心となって，自らの研修の経験を振り返り，入退院時の治療計画の立て方についてのまとめを作成した。治療計画を考えるうえでの原則として，①患者ごとの個別性に配慮する，②「治療可能性の予測」「治療法の選択」「治療効果の評価」の3点を含む必要がある，③立案の段階から患者・家族と治療者とが治療計画を共有するよう努める，の3点が重要であることを指摘した。本稿でまとめた内容は，作成の経緯から総合病院の精神科を念頭においたものとなった。治療計画を立案するうえでは，「見通しのないことが病気に立ち向かうことをいかに困難にするか，治療目標とそれを実現する手続きが明らかであることがいかに治療意欲を励ますか」を治療者が忘れてはならないことを，特に強調した。

▶キーワード：治療計画，入退院，治療可能性予測，治療法選択，治療効果評価

おおもり いちろう，ゆうき なおや，みやた ひろし，ふくだ まさと
*群馬大学医学部神経精神医学教室

I 入退院時に治療計画を立てることの意味

 精神疾患の多くは,現在のところ原因が明らかではない。そのため,原因療法や根本治療は困難であり,現在行われている治療には「対症療法の積み重ね」という側面が大きい。治療者も,対症療法やリハビリテーション以上の意味をもつ治療を提供できているかについては自信が持てない。しかしたとえば,抗うつ薬により神経細胞の再生が促進されたり,抗精神病薬治療が発病早期に行われると統合失調症の長期予後が改善することから,対症療法と見えるものが必ずしもそればかりでないことがわかる。その詳細は現状では明らかでないので,日常診療ではその時々の症状や問題への対応を積み重ねることになるが,その過程が場当たり的なものであることは望ましくない。そこで,治療をより良いものにするために,①治療の可能性を予測し,②その方法を選択し,③実施した治療の結果を評価する,ことが必要となる。治療計画が必要となる所以である。治療計画を立てる前提として,以下の3つの原則を忘れてはならない。

1. 患者は「私に有効な治療」を求めている

 治療において,一般原則を個々の患者に自動的に適用することには慎重でなければならない。診断が確定したからといって,治療が一律に決まることは少ない。治療の対象は常に「ある特定の患者」である。個々の患者はその疾患に共通する一般的な側面をもつと同時に,その患者に固有の特殊な条件をあわせもつ[2]。現実の患者が求めているのは,治療についての一般論である以上に「私に有効な治療」である。患者ごとの個別性を無

視しては,治療は成り立たない。治療計画は,このような個別性を考慮したものでなければならない。

2. 治療計画には「治療可能性の予測」「治療法の選択」「治療効果の評価」が必要である

治療計画は,「治療可能性の予測」「治療法の選択」「治療効果の評価」の3点を含む必要がある。

第一は,治療可能性の予測である。個別の患者について,理想的な治療を行えば病状がどの程度改善しうるかを予測し,そうした治療改善可能性全体についての見通しのなかで治療計画を立てることが望ましい。しかし,多くの精神疾患においては「治療によりどこまで回復しうるか?」を予測することは困難であり,やむをえず経験的に行われることが多い。このように困難ではあるが,治療可能性の予測に努める必要がある。もちろんそれは,「予後は決定されていて変えることはできない」という運命論的なものであってはならない。

治療可能性予測を試みている指標として,DSMの第Ⅴ軸を挙げることができる。この第Ⅴ軸に「機能の全体的評価 global assessment of functioning：GAF」が採用されているひとつの理由は,「精神疾患患者の予後を予測する指標のうち最も簡便でかつ信頼性が高いのは,発病前における最良の機能レベルである」からである。DSM-Ⅳはこの GAF について,「この情報は,治療の計画を立て,治療の効果を評価し,また転帰を予測することに役立つ」「単一の測定値を用いて患者の臨床的改善を全般的な意味で追跡するのに特に役立つ」と述べている[1]。

第二は,治療法の選択であり,これが治療計画の中心となる。

治療法は，個々の患者ごとに選択する必要がある。その選択に際しては治療の有効性だけでなく，治療に伴う患者の苦痛，効果発現までの時間，治療に必要な労力・費用・機器などを考慮する必要がある。治療は患者の脳・心・社会のそれぞれのレベルに対して時系列に沿って行われるから，それぞれのレベルに対してどの治療法を選択し，それらをどのようなタイミングで，どのような重きを置いて行うかについての計画が必要となる。

第三は，治療効果の評価である。開始時点で立てた治療計画がその後も不変であることは少ない。治療計画にしたがって見直す必要がある。見直しの根拠のひとつは新たに明らかになった事実であり，もうひとつはすでに実施した治療の効果についての評価である。治療に難渋する症例ほど，治療効果の正確な評価が次の段階の治療を有効に導く。

3．治療計画は患者と治療者で共有する

治療計画は治療者だけのものではない。治療計画を立てる段階から，患者の希望を聞き，ともに相談し，患者と共有すべきものである。医療関係者が判断した医学的な内容であっても，可能な限り患者に提示し説明することが望ましい。見通しのないことが病気に立ち向かうことをいかに困難にするか，治療目標とそれを実現する手続きが明らかであることがいかに治療意欲を励ますか，を治療者は忘れてはならない。

II　臨床の現場で

ここでは，経験の浅い医療関係者を想定し，I章で述べたことが実際の臨床場面でどのように行われるかを，実例を示しな

がら解説した。著者らの実際の日常場面をもとにしたので、大学病院の2年間の研修を終えた卒後3年目の精神科医師が、入局間もないフレッシュマンを指導する状況を想定した。文中の丸数字は、Ⅲ章の解説と対応している。いずれも、ある程度の経験を積んだ臨床医であれば、熟知していることばかりである。

　その日の外来を終え医局図書室のドアを開けると、フレッシュマンの一人が真新しい入院カルテを前に頭を抱え込んでいた。「どうしたの？」「今日入院してきた患者さんの受け持ちになったんです」「どんな人？」「うつ病の大学2年生の女性です。指導医から治療計画を立てるように言われたんですが、何をどうしていいのかさっぱりわからなくて」「入院時アセスメントは？」「はい、『アセスメント・マニュアル』をコピーしてチェックしてみました」「それで、どう考えたの？」「うつ病の治療をやっていきます」「それはそうなんだけど、具体的には？」「だからうつを……」そこで、しばらくフレッシュマンにつきあうことにした。〔「アセスメント・マニュアル」は亀山ら[4]〕

1．「何を治療するのか？」を評価する

　「主訴は何？」「気分が落ち込んで何もする気になれないということです」「大学には行っているの？」「えっ？　確か行ってなかったと思うんですが…」「大学に通えているかどうかは重要だ。症状によって患者さんの生活がどのくらい影響を受けているかという視点だよ。抑うつ症状が重くても、日常生活はどうにか送れていることもある。精神症状だけに目を奪われずに、患者さんが何に困っているのかを知り、何を治療するのかを評価することが大切なんだ」（①）

「家族の方は患者さんの様子をどう捉えているの？」「家族は…」「本人が助けを求めていても家族が"怠け病だから治療は必要ない"と思っていることもあるし，逆に本人に病識がなく困っているのは家族だけということもある。患者さんと家族がそれぞれ症状をどう捉えているかを知っておくことが必要だ」（②）

2．「どこまで良くなりそうか？」の見通しを考える

「で，患者さんのうつ病はどこまで良くなりそうだろう？」「えっ？」「治療計画を考えるためには，どこまで良くなりそうかという見通しを考えることが必要なんだ。治療によって精神症状がすっかり良くなってしまう患者さんもいるし，すべての症状をなくすことができない患者さんもいる。その見通しがないと，薬ばかり増えてしまうということも起こる」「この方は初発のうつ病ですから，完全寛解が望めると思います」「精神症状がどの程度改善できそうかを予測する要因は，精神症状の重症度だけでない。たとえば，人格障害の合併もそのひとつだ」「人格障害はなさそうです」（③）

「それではこの患者さんは，症状が良くなるとどうなることが望めるだろう？」「？」「大学に戻れるだろうか？」「今回が初発で，発症前の学生生活には問題はなかったということですから，精神症状が改善したら完全復帰が期待できるのではないでしょうか？」（④）

3．患者・家族と治療計画を相談する

「そこまで考えたところで，治療計画について治療者の評価と患者・家族の希望と相談することになる。患者・家族の主訴

や希望を尊重することが何よりも大切だけれど，明らかに無理なことを望んでいる場合もある。例えば，症状の完全寛解が難しいと思われるのに，"完全に良くなるまで入院していたい"と希望するような場合だ。そこで，『今回の入院治療で解決を目指す問題点は何か？』についての患者・家族と治療者とのズレをうまく解決することが大切になる」(⑤)

「はい」「精神症状について，入院中の完全寛解を目指すのか，部分寛解で退院とするか。機能レベルの改善についても，自宅で家族と共に過ごせるくらいになったら退院とするか，それとも大学に戻れるようになるまで入院していてもらうか。治療者だけでは決められないので，患者・家族と話しあって決める必要がある」

4．「何を優先して治療するか？」を検討する―治療法選択の順位

「ここで初めて治療法の選択だ」「意欲低下の強いうつ状態ですから，意欲を高めるような抗うつ薬を…」「なるほど。でも，その前に考えなければならないことがある」「何ですか？」「希死念慮があるか，自分の行動をどの程度コントロールできるか，食事など身の周りのことができるかだよ」「？」

「このことは，どんな入院患者にも当てはまることだ。希死念慮が強ければ急速に改善を目指す必要がある。積極的に modified electroconvulsive therapy（mECT）の適応を考えることもひとつの選択肢だし，自殺企図が極めて切迫していてやむをえない場合には身体的拘束や隔離の対象にもなりうる。不穏が強かったり，衝動的なところがあって，行動を自分でコントロールできないような場合も同じだ。精神症状のために食

事を始めとする日常生活ができなかったり，拒否が強くて食事も服薬もできないということになれば，栄養補給を図ると同時に薬物療法以外の治療を考える必要が出てくるわけだ」(⑥⑦)「なるほど」「こうした点を踏まえて，脳に働きかける治療（薬物療法，mECT），心を介する治療（精神療法，認知療法・行動療法，心理教育），環境を変える治療（家族療法，環境調整，社会資源の利用）をどう組み合わせて行うのかを決めるんだ」「この患者さんは希死念慮も強くないし，衝動的な行動もないようですし，薬も飲むことができそうです」「抗うつ薬による薬物療法を始められそうかな」「はい」

5．治療のタイムテーブルを描く

「入院期間をどのくらいの長さに想定するかということも大切だ。この患者さんの場合，少しでも早く復学したほうが好ましいのか，留年覚悟の上でじっくり治療したほうが良いのか。場合によっては，長期休暇の間に治療したいということもある」「この方は大学1年のときに単位を多めに取っていたので，今年は後期の単位がとれれば留年しないで済むそうです。夏休み明けから通学できればって言ってました」「そうすると退院まで3か月ということになる」(⑧)

「その3か月の期間に，どういう目標を設定するかを考えよう。まず不眠については入院2〜3日で改善するようにしよう。患者さんがひどく辛く感じている症状をある程度改善する目安は2週間くらいだろう。抗うつ薬に反応する場合は，十分な量を処方して1か月でかなりの改善が認められることが多い。改善が思わしくなければ薬の変更が必要だ。2か月経った時点で外泊に出られるようになれば，家庭での様子を見ながら3か月

の時点で退院が実現できる」(⑨)

6．治療効果を評価する

「治療による改善をどう評価する？」「ハミルトンうつ病評価尺度で」「うつ病の症状評価尺度だね。希死念慮については尺度の得点以上の細かな評価が必要だ。また項目には含まれていなくても，不穏の程度や食事がとれるかどうかということも大切だ。こうしたこと以外にも重要な目のつけどころがあるぞ」「何でしょう？」「デイ・ルームで他の患者さんと交流ができるかどうかだ」「生活機能レベルの改善を評価するということですね」「その通り。入院のはじめは部屋にこもりきりの状態だ。それが，だんだんデイ・ルームに出てテレビを見られるようになって，他の患者さんと話をするようになり，レクリエーションにも参加する余裕が出てくる。患者さんの日常生活の機能レベルを目の当たりにできるということも入院治療のメリットだ」

「なるほど」「日常生活の評価は医師の目よりも看護スタッフの目のほうが確かだ。看護スタッフと密に情報を交換して，看護記録には必ず目を通すことが大切だ。医師のカルテも看護スタッフにどんどん見てもらうようにすると良い。カルテは看護スタッフや他科の医師や臨床心理士・作業療法士など，患者の治療に関わるすべての人が参考にするものでもある。だから，なるべく誰にでも読めるような書き方に努めよう」(⑩)

7．治療計画を患者・家族と共有する

「患者さんが入院すると，病気の心配以外に，どんな治療をするんだろう，いつ退院できるだろう，退院できないのではな

いか，という新たな悩みを抱えることになる。入院中はこういう治療をします，このくらいの期間で良くなります，今は治療のこの段階にあなたはいます，というように，治療の全体像と現在の到達点を知ることで，患者さんや家族はずいぶん勇気づけられる」(⑪)「そうですね」「デイ・ルームで過ごす患者さんや外出・外泊にでかける患者さんを例に挙げ，『あとどれくらいであなたもあの方くらいまで改善できますよ』と見通しを伝えられるといいね。もちろん他の患者さんのプライバシーには気をつけなければいけないけれどね」(⑫)

Ⅲ 解 説

①精神的な機能レベル

日常生活・社会生活における精神的な機能レベルは，精神症状とある程度独立しているので，精神症状の評価と同時に精神的な機能レベルの評価が重要である。これは精神的な機能レベルが，精神疾患により障害を受けている精神機能とともに，障害を受けずに保たれている精神機能により規定されるからである。身体疾患における activities of daily living (ADL) になぞらえて理解するとわかりやすい。予後や quality of life (QOL) には，この精神的な機能レベルが大きく影響する。

②病識

病識の有無は，精神症状のひとつという意味だけでなく，治療意欲の点からも重要である。病識の有無を知るだけでなく，その有無が患者の苦痛にどう影響しているかという視点も必要である。病気と捉えることが安堵をもたらすこともあるし，精

神疾患であるということが新たな苦痛を生み出すこともある。また，家族が病気をどう捉えているかもある意味での病識であり，そのことが治療の進め方に影響する。

③治療改善可能性を予測する要因

　治療改善可能性の予測は重要であるが，それを信頼性をもって予測することは現状では困難である。それでも臨床現場では試みなければならない。要因として指摘されているのは，人格障害・精神遅滞・脳器質性疾患・認知症などの有無，家族や社会におけるサポートの程度，治療薬物やその副作用への忍容性，家族内の同病者の回復の程度，などである。

④機能レベルの回復

　病状についての評価において精神的な機能レベルを考える必要がある（①）のと同様に，治療改善可能性を考えるうえでも精神的機能レベルを考慮する必要がある。精神症状についての改善可能性だけではなく，日常生活・社会生活においてどの程度の改善が見込めるかを検討する必要があるということである。今回の病状悪化前の最良の機能レベルが，とりあえずの目標になることが多い。

⑤患者・家族との合意

　治療計画について患者・家族と相談することは，患者・家族の思いにすべて応えることとは限らない。すべてを受け入れようとすることが，患者の退行を促進して入院を長期化させ，社会的機能レベルの低下をもたらす場合もある。患者・家族と治療者とで治療計画についてのズレが解消できない場合でも，そ

のこと自身を問題としてとりあげることで，患者とともに治療目標をはっきりさせる作業が可能となり，その過程に治療的な意味を持たせることができる場合が多い。

⑥優先治療すべき症状

臨床現場での治療は時系列に沿って行われるので，優先して治療すべき症状を同定し，それに応じた治療法を選択することが必要である。優先順序の例として，自殺の危険を防ぐ＞全身状態の改善＞不穏の鎮静を図る＞薬物療法による臨床症状の改善＞休養＞心理教育，という系列を考えることができる。精神病性うつ病を例にとると，急速な治療を要する症状として，1）希死念慮がある／自殺のリスクが高い，2）激越・不穏を認める，3）経口摂取や服薬ができない，の3点が挙げられている[3]。

⑦自殺リスクの評価と自殺の予防

精神科治療における最も重要な課題のひとつが自殺の予防である。自殺については，患者を全体として検討した場合について多くのことが知られている。しかし，臨床診療で問題となるのは「個別の患者について，ある特定の時点において，自殺の危険性を予測し，自殺を予防する」ことであり，問題のレベルに違いがある。

厚生省の研究班（平成9年度厚生省厚生科学研究「精神疾患治療の現状と治療指針の作成に関する研究」）が従来のデータを検討した結果によると，自殺危険性の予測については「自殺危険性の予測については…臨床的に有用なものは見出されていない」（Gunnell ら 1994），「個々のケースの自殺危険性予測は

きわめて難しい」(Hughes 1996)，また自殺予防については「自殺予防に効果のある何らかの治療法や介入法についての証拠はほとんど得られていない」(Jamison ら 1999)，「個々のケースに応じて，患者との信頼関係に基づき，行動制限を設定するしかない」(Loughrey ら 1997)，「"自殺しないという約束"の有効性を裏付ける実証研究はない」(Egan ら 1997) とされている（出典：大塚俊男他編『エビデンス精神科医療：実証的証拠に基づく精神疾患の治療指針Ⅱ―統合失調症・自殺予防・治療同意』(日本評論社 1999) の張賢徳「自殺予防のための治療指針―自殺予防方法の検討」，pp.99-122.）。臨床家にとって，現状は厳しい。しかしそれでも，可能な方法を追い求めなければならない。

⑧入院期間の目安

精神科での入院治療の期間を事前に設定することは難しい。保険診療の都合などを除外して考えれば，経験的には総合病院の精神科病棟におけるひとつの目安が3か月である。事前に長期化が予想される場合でも，結果的に3か月より延びる場合でも，3か月ごとに患者・家族との話合いの場をもち，治療目標の再設定やそれまでの治療効果についての評価を行うことが，その後の治療のために有意義である。もちろん治療者側でも，専門的立場から診断・治療計画の見直しを行う。

⑨精神科におけるクリニカル・パス

このような治療のタイム・テーブルを臨床診療に利用することが各科で広まりつつある（クリニカル・パス）。こうした試みが精神科に馴染みにくいことは明らかである。しかし，医療

費削減に利用される危険を理解したうえであれば，こうしたタイム・テーブルを提供することが患者・家族が治療に取り組む際の励みになるという側面を見逃してはならない。もうひとつの有用性は，初期の医療関係者の教育である。

格別の根拠はないが，治療が順調に進む場合には，「重篤な症状がある程度改善するまでに1週間」「自覚的に苦痛な症状がある程度軽減するまでに1か月」「社会的機能レベルがある程度回復するまでに3か月」「再発の可能性を含めて病状が安定するまでに6か月」「病気そのものの治癒を検討できるまでに3～5年」というのがひとつの目安である。この時間経過が，精神疾患の診断とはあまり関係しないこと，頭部外傷後遺症やてんかんなどでも同様であること，には注目して良い。障害を受けた脳の機能回復における時間的特徴と関連しているのかもしれない。

⑩回復の指標と看護

精神科医は，「まず診断をつけ，それに応じた治療を行う」と考える。つまり「疾患に特異的な症状と治療」という発想である。しかし「精神的な機能レベル」という観点は，「診断に関わらない非特異的な捉え方」であり，その点を良く観察しているのは看護である。この非特異的な見方は，回復の指標としては優れたものである。このような『診断にかかわらない普遍的で非特異的な症状や対応法の重要性』は臨床家なら誰でも感じているが，明示されることは少ない。例えば，中井久夫・山口直彦『看護のための精神医学』(医学書院 2001) の「非特異症状の意味」(p 24) がある。今後より強調されるべきであり，より科学的に検討すべき課題であろう。

⑪入院治療計画書

保険請求が認められるようになってから,入院患者に「入院治療計画書」を手渡すことが普及してきた。しかし残念なことに,入院期間の欄には一律の期間が,また治療法の欄には「薬物療法および精神療法」と記入されただけで,患者・家族にとっては何の安堵ももたらさない形式的なものであることが多い。治療計画についての科学的な研究を発展させ,患者・家族にとって本当に意味のある入院治療計画書を手渡せるようにすることは,精神医療関係者全員の責務であろう。

⑫付記(福田)

研修2年の終わりを迎えた2名の精神科医による第1稿には,この部分に以下の文章があった:"「精神科は奥が深いですね!」「一生をかけるのにふさわしい仕事だと思うだろう」「そうですね!」単純なフレッシュマンの言葉に苦笑し,この2年間の研修生活を思い出し少し涙ぐんだ。「いろんなことがあったなあ」"。若き精神科医の感性が瑞々しい。

文　献

1) American Psychiatric Association:第5軸機能の全体的評定.DSM-IV 精神疾患の分類と診断の手引.医学書院,東京,p.35-39,1995.
2) 福田正人,菊地千一郎,林朗子ほか:精神科治療ガイドラインの有用性と問題点—疾患の普遍性と患者の個別性.精神科治療学,16;245-250,2001.
3) 岩波明,小山田静枝,白山幸彦ほか:気分障害のアルゴリズム:精神病像を伴う大うつ病.佐藤光源,樋口輝彦,山脇成人編:統合失調症と気分障害の治療手順—薬物療法のアルゴリズム.星和書店,東京,p.80-86,1998.

4) 亀山正樹, 松本武士, 柴田信義ほか：これだけは知っておきたい —アセスメント：アセスメントの場面—入退院時. 精神科臨床サービス, 1；204-211, 2001.

第3章
心理教育（サイコエデュケーション）

大森一郎[*1], 上原　徹[*1,2], 福田正人[*1]

抄　録

　心理教育（psychoeducation）のpsychoとは，患者もしくは家族が「どう体験しているか」に配慮することを意味している。治療者は，知識を提供したうえで，患者・家族の心理を「どう体験しているか」という形で理解する。患者・家族はグループの中で自尊心を回復し，障害や困難に対する具体的な対処の仕方を身につけていく。これら全ての過程が心理教育である。

　本稿では，心理教育の実際を支える理論的根拠としてのストレス脆弱性モデルとEE研究について触れ，日本では統合失調症を主な対象としてきた心理教育がその適応を拡大し，慢性疾患や難病，さらに，ひきこもりや不登校など医療の枠組みだけではとらえられない，継続する心理的問題・社会問題に対する応用も始められていることについて述べた。最後に，心理教育的家族援助の実際として，最も幅広く行われている統合失調症を対象にした家族集団心理教育の実際と効果判定について概説した。

▶キーワード：感情表出，ストレス脆弱性，統合失調症，グループワーク，家族

おおもり　いちろう，うえはら　とおる，ふくだ　まさと
[*1]群馬大学医学部神経精神医学教室
[*2]Department of Psychological Medicine, The University of Sydney

I 心理教育とは

　心理教育とは psychoeducation の訳のことであるが,通常の患者家族指導やいわゆる「ムンテラ」と,どのように違うのだろうか。

　この場合の psycho とは,患者もしくは家族が「どう体験しているか」に配慮することを意味している。心理教育とは,疾患や診断・治療についての知識を提供して理解を促すことだけを指すのではない。治療者は知識を提供したうえで,「頭ではわかる」【知】けれども「受入れられない」「気持ちがついていかない」【情】という患者・家族の心理を,『どう体験しているか』という形で理解する。患者・家族はグループにおける交流のなかで(集団の力),「悩んでいるのは自分たちだけではない」ことを理解し(社会的孤立の防止),むしろ自分たちの経験を伝えることが他の家族の役に立つという援助経験から自尊心を回復する(自己価値観)。こうした両者の力を合わせることで,患者・家族の「やってみよう」【意】という気持ちが高まり,治療者からスキルやノウハウを学ぶことで「やれそうだ」と感じられるようになり(自己効力感),最終的に獲得した知識を実際の行動に結びつけるための具体的な対処の仕方を身につけていく。これらすべての過程が,心理教育である。

　近年筆者の一人である上原は,心理教育を「患者・家族・治療者が,お互いに知りたいと思っていることを,知りたいと思っているときに,伝わりやすいように伝えること,伝わらなかったことは伝わらないと伝えあえるような関係になること,こうした共同作業から生まれる相互作用を扱う技法」と考えるよ

うになっている。

Ⅱ ストレス脆弱性モデルと家族の感情表出

心理教育の実践を支える理論根拠には，大きく2つの柱がある。その1つが，ストレス脆弱性モデルで，精神障害の発症・再発は，生物学的要因と心理社会的要因の相互作用で生じるという考えである。生物学的な脆弱性を補う薬物療法とともに，心理教育，すなわち心理社会的なストレスをなるべく減らし，きっかけとなりうる出来事を検討しそれに対処する方法を探る治療が有効となる。

もう1つの基盤は，家族の感情表出，いわゆるEE研究である。家族が患者に対してどのような感情的態度をとるかについて量と質の面から評価を行うことでEEを判定する。家族が強い批判を示したり，過保護や自己犠牲など過度に感情的に巻き込まれている場合，高EEと評価する。統合失調症だけでなく気分障害に関しても高いEEの再発関連性が報告され，さらには，摂食障害，認知症疾患，児童青年期精神障害，神経難病などの経過とEEとの関連が報告されつつある。

生物学的脆弱性を防御する意味での薬物療法と心理社会学的ストレスに対する対処技能を目指す心理教育的アプローチにより，家族の高EE状態が改善し，統合失調症や気分障害の再発が有意に減少することが示されてきている。いわゆる心理教育的家族介入とか，ファミリーワークとか，行動的家族療法などと呼ばれるものである。このようにEEが変化することは，心理社会的支援により家族内コミュニケーションが変化し家族のストレスや負担が減ることに関係するといわれ，心理教育の有

効性を支える重要な背景となっている。

Ⅲ 心理教育の適応の広がり

現在日本では統合失調症を主な対象とし，オリジナルに近い形の単家族への介入研究，地域ケアをベースに家庭訪問を行うOTP（Optimal Treatment Project）などが注目されている。日本的な形態である家族教室は，病院や地域で既に幅広く行われている。複数の家族が参加するMcFarlaneらが行った多家族集団アプローチや，患者自身への心理教育的介入なども試行されつつある。また，高血圧や糖尿病，喘息など慢性疾患に対する集団的教育は，情報提供を含めた療養援助という点で心理教育の1つの形である。HIVなど社会的スティグマが強い疾患やターミナル・難病など受容のプロセスが困難な場合，犯罪被害やDV，虐待など，同じ強烈な体験を持つ者同士の心理的サポートグループも，そうした困難にどう対処するかを扱う点においてきわめて心理教育的であるといってよい。メディカルな枠組みだけではとらえられない継続する心理的問題・社会問題，たとえばひきこもりや不登校，嗜癖，発達障害，非行などに対する応用も始められている。

Ⅳ 心理教育的家族援助の実際

ここでは，最も幅広く行われている統合失調症を対象にした家族集団心理教育に関して，プログラムの実際と効果判定について概説する。

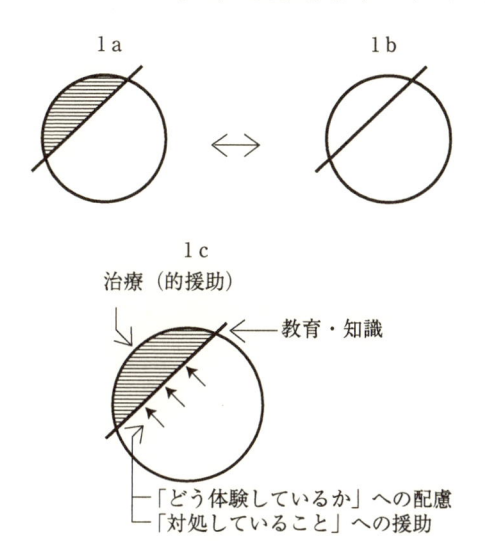

```
        1 a              1 b
       ╱⧸⧸⧸⧸╲          ╱    ╲
      │⧸⧸⧸⧸⧸│  ⇔      │      │
       ╲⧸⧸⧸⧸╱          ╲    ╱

              1 c
  治療（的援助）
        ↓
       ╱⧸⧸⧸⧸╲ ← 教育・知識
      │⧸⧸⧸⧸⧸│
       ╲⧸⧸⧸⧸╱
          ↑↑
    ┌─「どう体験しているか」への配慮
    └─「対処していること」への援助
```

図1　障害と援助の概念（後藤[2]より引用）

1. 目的と構造

　心理教育の目的は，患者・家族の健康な部分を明確にし，障害に対する健康な部分の対処を援助することにある。本来，病気は個人の一部分であるはずだが（図1a），統合失調症の場合，病気がその人すべてであるように見られてしまう場合が多い（図1b）。実際には，図1aの白い部分のように，機能している健康な部分は十分にあるはずである。同時に，図1を家族に当てはめると，家族が自分を，全部が「障害者の家族」として考えないで，自分たちは障害を抱えた人たちを身内に持っているが，その困難さに対して何か出来ていることがあるということに気づくための援助が必要となる。具体的には，家族が障害に関連した体験を的確に理解すること，将来の再発に関係する脆弱性を受容できるようになること，適切な薬物療法によ

り病気の症状を自己コントロールすること,患者の元来の性格や行動パターンと病気とを区別すること,再発の契機になるストレスに対処できる方法を理解し獲得すること,エピソードの後に家族がお互いに良い関係性を回復することを援助することなどである。

通常は数家族が参加し,2〜3人のスタッフが関わる。半年から1年程度続けられる月1回のコースが一般的だが,病院で行う場合は,隔週で行う場合もある。地域では,月1回〜数カ月に1回の公開講座の形式で行う場合もある。入院中,退院前,通院中で構造は異なる。

2．プログラム

急性期と回復期,慢性期で,プログラムの内容に当然違いがあるが,一般的には,導入,家族評価,知識情報提供,グループワーク(問題解決,SST,コミュニケーション強調訓練,解決指向アプローチなど,様々な組み合わせや単独で応用することが多い),終結セッション,からなる。

(1)導入,家族評価

診断面接,過去のエピソードに対する患者自身の認知,病気に対する家族の理解,病前適応,家族関係,を聴取・評価する。家族評価では,家族内コミュニケーションの問題についてさまざまな評価を行う。実際には,EEや実際のコミュニケーションパターンを実証的手段(CFI,FMSSなど)で判定する。詳細は成書[5]を参考にしていただければ幸いである。

(2)情報提供

専門家が持っている知識,情報をどういう形で伝えるかの工夫が必要である。知識を覚えてもらうためのパンフレットをた

だ配ればよいというものではない。情報を提供することでかえって傷つけることのないように，どうすればよくなるのか，分かっていることと分かっていないことの限界を明確にして伝えることが必要であり，そのためには「現在の私たちの専門家としてはこう考えて仕事をしている」という率直な自己開示に近い伝え方が有効である。また，心理教育は常に患者・家族が「どう体験しているか」を基本に据えたアプローチであるから，情報提供が「どう受け取られているか」を確認するためのフィードバックが重要となる。1回のセッションが2～3時間，そのうち講義は1時間半というのが一般的で，3～4回のセッションが必要となる。実際に何を伝えるかについて，注意点とともに表1に示した。

(3)グループワーク

グループワークの目的は，それぞれの家族が抱えている問題を解決する方法を見いだすことを通して，日常的な出来事に対応しやすくすること，それぞれの家族同士がお互いに支え合う関係を作ることである。ここでは，コミュニケーション強調訓練と問題解決技法について簡単に概説する。

①コミュニケーション強調訓練 (Communication Enhancement Training：CET)

CETは行動レベルでのコミュニケーションの変化だけでなく，それによる家族関係や機能の改善を目指したロールプレイである。獲得される4つの大きな伝達技法として，肯定的感情の表出，積極的傾聴，行動変化への肯定的要請，特定の行動に関する否定的感情の表出，がある。

肯定的感情の表出では，感情を表す理由や状況をより具体的かつ正確に描写し，相手の目を見て伝える。積極的傾聴では，

表 1　情報提供

1．歴史と疫学	・昔はたたりや神懸かりとして考えられていた。現在では脳の病気であるということが分かっている。 ・病気として認定されて 100 年，薬物療法の歴史は 50 年しかないこと。	
2．生物学的根拠	・障害の部位は脳になる。仮説として神経伝達物質の異常が考えられている。 ・原因は不明。しかし，これは原因ではないと分かっていることは多い。育て方や性格は原因ではない。 ・病気になった後の予後については，環境が重要な因子となる。 ・ストレス脆弱性モデルについて。	
3．統合失調症の体験	・神経伝達物質が多く出すぎているために，脳内で情報を処理しきれず，困難な状態になる。その結果，閉じこもったり人に会わなくなったりする。 ・「できない」病気ではなく「やりすぎてしまう」病気。 ・日常的な体験にたとえる。「徹夜明けで目はぎらぎらしているが仕事の能率が上がらない状態」「1 度に 10 人の人から話しかけられている状態」。	
4．症状と経過	・前駆症状→急性期→回復期という経過をたどる。 ・陽性症状をまともにとらえて振り回されることを防ぐために「ストレスがかかりすぎて熱が出ている状態で，熱冷ましの薬が有効」とあっさり説明。 ・陰性症状を病気の症状としてとらえることは家族にとって困難。家族の不安な気持を汲むことが必要。	
5．合併症や併存する問題	・肥満，う歯，糖尿病など。	
6．治療	・機能障害，能力障害，社会的不利の 3 つのレベルに対して並行したアプローチが必要。 ・機能障害：幻覚・妄想，思考障害，集中力低下→薬物治療 ・能力障害：対人関係の障害，ADL の低下→ SST, 低ストレス環境，対人支援 ・社会的不利：仕事，住居の問題，偏見→社会資源，法律，ノーマライゼーション	
7．遺伝	・必ずしも遺伝で決まる訳ではない。 ・ストレスに弱い体質，病気になりやすい体質は似てくる。	
8．社会資源	・社会復帰施設，共同作業所，精神保健福祉センターでの受療相談，デイケア，年金，手帳，家族会，自助グループ，職業リハビリテーションなどの紹介。	
9．再発のサインと気づき	・再発のきっかけの特徴，再発時の初発症状。	
10．家族の対応について	・EE と再発の関連について。 ・EE は家族のゆとりや余裕がないときに現れるサイン。	

表2　問題解決技法

Step 1：問題は何かを決定する。皆で意見を出し合い，質問し合い，話し合う。
Step 2：あらゆる解決法をそれが良くない方法であっても皆で考え意見を出し合う。
Step 3：それぞれの解決法の利点，不利益を検討する。
Step 4：最善の解決法を選ぶ（もしくはいくつかの解決法を組み合わせる）。
Step 5：どのように実行するか，具体的に計画する。
　　　　a．誰が何をしたらよいか。
　　　　b．実行にあたって必要な物品を挙げる。
　　　　c．実行に際しどんな問題が生じるか予測する。
　　　　d．リハーサルを行う。
Step 6：実行の仕方を復習し，参加者に効果的フィードバックを与える。
Step 7：失敗した場合でも落ち込まないこと，また次の解決策を考えることが大切であることを伝える。

話している相手をみて，相手の行っていることに参加し，それにうなずき，相手の言いたいことを明確にするような質問をし，聞いたことをもう一度確認する。治療者のモデリングやリハーサルも有用である。肯定的な行動変容の要請とは，ある行動を止めてほしい，という伝え方より，ちがう何かをしてほしい，という伝え方を指す。特定の行動に関する否定的な感情の表出表現では，相手には自信を持って，その行動が自分にとってどのように感じられるかを伝え，どのようにしたら今後そうした行動を防げるか助言も付け加える。

　治療者は家族と患者に，いつ，どの技法を使用したかについて互いに確認をもとめ，互いに受けた感情についての語り合いを促し，その強化としての肯定的フィードバックをタイミング良く与える。またその場限りで終わらぬよう，宿題を通じて家庭でも訓練を続けてもらう。

②問題解決

　問題解決のセッションでは，家庭内の日常の問題，例えば，金銭管理や服薬，仕事や学業に関する疑問やトラブルを取り上

表3 心理教育の効果の評価のポイント（上原[5]より引用）

1．準拠している仮説は？	例）家族の批判や巻き込まれを減じることで再発を防ぐ。
2．効果判定として何を評価すべきか？	例）再発率，症状，家族機能，疾病理解度など。
3．関連する他の要因の評価は？	例）治療内容，教育歴，罹患期間，社会的背景など。
4．評価方法は何を選ぶか？	例）面接，自記式，家族による評価。
5．いつ評価するか？	例）介入前後，フォローアップ，セッション内容との兼ね合い。
6．誰が評価するか？	例）主治医，スタッフ，家族，本人，ブラインド評価。
7．結果の解釈は妥当か？	例）心理教育の効果，適応と限界について。
8．患者さんや家族への説明と同意，および結果のフィードバック。	

げ，その解決策をより具体的に細分化していく（表2参照）。最初は十分に苦労を聞き，対応の修正を急がない。何を話しても自分の行動が非難されないと思えるところまで行って自分の対応の修正を冷静に考えられるようになることが多い。家族の状況は違っても問題点は共通していていくつかの類型に分けられることに気づき，それぞれの家族がお互いに経験や知恵を出し合うことが必要である。

(4)終結セッション

治療終結は個人療法と同じく重要な意味を持つ。得られた情報や技法が有効に使われているか総括し，予定された全てのセッションが終わりに近づいたときに生じる，治療者に対して家族が抱く見捨てられ感をきちんと取り扱っておくことは，今後の治療関係を良好に保つために重要である。家族は障害の原因ではなく，重要な治療資源であることを強調し，必要以上にスタッフに頼りすぎないよう家族の自発性を高めることに注意すべきである。必要に応じてフォローアップセッションを持つ場

3．効果判定

こうした心理教育の効果判定に際しての評価のポイントに関しては，他の成書にまとめて述べており，そちらの表を引用しておく（表3）。

おわりに

心理教育は心理的側面に加え，社会的援助としての意味も大きい。それは，ソーシャルサポートへの現実的接近が促進され，グループそのものが有力な支援となりうるからでもある。今後は簡便な外来心理教育の充実や，インターネットなどを利用した双方向心理教育の在り方，セルフヘルプグループとの交流など，多様な発展も期待できる。いずれにしても，心理教育に共通する「構造」は，「一方通行でない体験や共通点との多様性への気づき」にあり，これは患者，家族，そして治療者（スタッフ）にとって同様に訪れ，こうした体験を橋渡す手段が，知識，情報，対処であるような気がする。ここで構築されたコンテクストこそが，きわめて治療的なのかもしれない。

文　献

1) 後藤雅博：家族教室のすすめ方―心理教育的アプローチによる家族援助の実際．金剛出版，東京，1998．
2) 後藤雅博：第Ⅰ部第2章　摂食障害の家族心理教育．摂食障害の家族心理教育（後藤雅博編），金剛出版，東京，p.28-37，2000．
3) 後藤雅博：家族心理教育：歴史と概念．家族療法研究，19；104-107，2002．

4) 伊藤順一郎, 後藤雅博：家族療法における心理教育を語る. 家族療法研究, 19；108-128, 2002.
5) 上原徹：第Ⅴ部第2章 心理教育の効果判定・評価方法. 摂食障害の家族心理教育（後藤雅博編）, 金剛出版, 東京, p.235-242, 2000.

第4章
病気と生活の見通しを学ぶ

福田正人[*1], 原田明子[*1], 日原美和子[*1], 藤原貴子[*1,2]
木村直美[*1,3], 横手さえ子[*1,4], 三田善士[*1,4], 成田耕介[*1]

抄 録

　精神科臨床サービスにおける病気と生活の見通しは，当事者・家族にとって第一の関心事である。いつの間にかもてるようになっている見通しについて，意識的に学ぶための方法を振り返り，①経験したことのある具体例のイメージを思い浮かべること，②行動を手がかりにすること，③反復するパターンに気づくこと，④時間の経過に注目すること，⑤予測を立てることで意識化すること，が重要であることを述べた。さらに，見通しという形で未来を考えることは前頭葉の機能にもとづいており，その意味で精神疾患と結びつきが深いことを考察した。

▶キーワード：精神科臨床サービス，見通し，予測，意識化，前頭葉

ふくだ まさと，はらだ あきこ，ひはら みわこ，ふじわら たかこ，きむら なおみ，よこて さえこ，みた ぜんじ，なりた こうすけ
[*1]群馬大学大学院医学系研究科神経精神医学教室
[*2]前橋赤十字病院精神科
[*3]国立病院機構高崎病院精神科心療内科
[*4]厩橋病院

I 「見通しをもつ」こと

1．いつの間にかもてるようになっている見通し

　精神科臨床サービスの経験を積むにつれて，知らず知らずのうちに見通しがもてるようになる。この処方で次回の外来までにどうなっていそうかといった短期の見通しもあるし，半年先あるいは数年後の当事者の生活や人生についての長期の見通しもある。

　見通しにもとづく臨床は，自然な流れに沿ったものとなり，回り道が少なくてすむ。例えば，どうしても病気や症状の説明を受け入れてもらえない当事者に対して，見通しがもてていると次のような言い方ができる。「こんなふうな病気の説明を聞いても，症状が苦しい時には納得できないという方が多いですね。でも思い切って治療を受けてみると，『あの時の話のとおりだった』と後から思えることが多いようですよ」。

　見通しを話題にできるようになると，当事者や家族の安心はおおきい。病気による苦しさに限らず一般に，見通しのない苦痛は耐え難く，見通しのある辛さは感じ方が軽くなり我慢しやすい。今の苦しさがどのくらいどんなふうに続くかの見通しがわかれば，多少は気持ちが落ち着ける。見通しは当事者・家族にとっても大切である。

　見通しには知識が必要である。しかし，知識があれば見通しがもてるわけではない。個々の場面における見通しには，曖昧さが避けられない。エビデンスになじみにくい面もある。それでも多くの臨床家は，意外にそうした見通しを頼りにサービスを提供している。ただ，どうしてそういう見通しをもてるのか

と問われると，意識化しにくい。後輩にどうすれば伝えられるのかを考えると難しい。そもそも，自分がどうやって身につけたのかも判然としない。こうした特徴は，手続記憶の特徴に似ている。

2．見通しの意義
臨床の場面での大切なテーマであるが，見通しを正面から取りあげることは少ない。その意義に目を開かされたのは，以下の文章である。

　精神科の診療で何を大事に考えていますかと，もし聞かれることがあったら，即座に「見通し」と答えると思う。いまわかっている病気の見通しに関する知識を，病む人の生活の見通しとともに説明するだけでも，ずいぶん納得してもらえる。不安やうつなどの精神症状の多くは「見通し」に関係しているといってもよい。具合が悪くて病院を訪れる人々の最大関心事は，病気と命と生活の見通しであろう。したがって，医療の専門家に求められることは，おのずと明らかである。受診者のからだやこころに関する心配の性質を把握し，具体的見通しをできるだけくわしく提供することである。しかし，これは容易なことではない。病気の見通しに関する確かな知識を得るのが一番困難なのである[5]。

Ⅱ　どうやって見通しているのか？

1．具体例のイメージ
見通しを考える時のことを振り返ると，どうも自分が経験した具体例のイメージに頼っているようである。「こういう症状

の特徴があったこの前に診たうつ病の患者さんにはこの薬が効いた」「この統合失調症の患者さんはあの人に似ている。たしかこういう話し方をしたらうまく受け入れてもらえた」「このタイプの強迫症状の場合は，早めに家族関係のことを取りあげることがポイントだ」というふうに考えている。もちろん体系だった知識やエビデンスも参考にするのだが，具体例のイメージのほうが鮮明で役に立つ。

「知識」を身につけるには普遍的・体系的に学ぶことが重要だが，「行動」を身につけるには個別の具体例から学ぶことが必須である。専門技術について弟子が親方から下働きを仕込まれること，スポーツにおいて型の習得が重視されること，美術において名作の模写が推奨されること，書類作成の際に文章での説明よりも記入例のほうがはるかにわかりやすいこと，これらはいずれもその例であろう。

2．演繹と帰納

そうであるからこそ「経験がものを言う」。若手にいくら体系的な知識があっても，先輩の失敗談にかなわないのはそのためである。考えてみればそれは当然のことで，知識や技術は「一般的なことを教わり，それを個別の場合に適応する」（演繹）という形で学ぶのに対して，その知識や技術が生み出される過程は「個別的なものから発見して，一般的な形にまとめる」（帰納）という形で進むからである。

この具体例のイメージに名前をつけることは，どの職場でも自然に行われている。「〇〇さんタイプ」「△△パターン」という呼び方は同僚のなかでしか通用しないかもしれないが，臨床の現場ではすぐに役立つ。相手に伝える時に便利なだけでなく，

自分の体験と考えをまとめる手がかりとなる。統合失調症の生活療法[6]における「受動型・能動型」[2]や「他者依存型・自己啓発型」[3]，強迫性障害における「自己完結型・巻き込み型」[4]という用語はそうした例であろう。

Ⅲ　何を手がかりにしているのか？

1．行動を見る

具体例のイメージを思い浮かべて見通しを考える時に，何を手がかりにしてそのイメージに「似ている」と選んでいるだろうか。病気という点からは症状の特徴，人柄という点からは性格の特徴や機能レベル，環境という点からは家族の様子，そうしたことから考えるのだが，いずれの場合でも「気持ちや考え」を尋ねる以上に，「行動とその状況」に注目しているようである。

精神科において避けては通れない，自殺についての見通しを迫られる時。死にたい気持ち，その理由を詳しく尋ねることはもちろん大切だが，遺書を書くなど何か自殺に結びつく行動をすでに始めたかどうか，自殺と限らなくても衝動買いなどこれまでにあった行動化はどんな特徴のものか，どんな状況においてであったかなど，そうした実際の行動とその状況を知ることが，見通しに結びつく。

2．深い心理の反映

数年前から解離性の意識喪失を頻回に繰り返して，登校できない日を重ねていた女子高校生を担当したことがある。学校生活の継続が危ぶまれ，学年末を控えて進級のための出席日数が

足りるかどうかの見通しが必要になった。症状の様子から普通に考えると進級はとても無理そうに思えるのだが，中学校からの経過を振り返るといつも出席日数は何とか足りてきている。そういう実際の行動を知ると，進級について何とかなるのではという見通しをもつことができる。その後の経過は見通しの正しさを裏づけるもので，修学旅行の飛行機のなかで意識喪失を起こすという（予想された）アクシデントを経て，希望の大学に進学することができた。

気持ちや考えと実際の行動が食い違う場合には，このことはますます大切になる。詳しく尋ねても「職場にはひとつもストレスがない」と繰り返すのに，毎朝の嘔気で欠勤の多い会社員。精神分析や心身症の話を持ち出すまでもなく，行動の方がより深い心理を反映していることが多い。見通しを考える場合には，そこを手がかりとする。当事者とは「体の反応の方が正直なようですね」と一緒に納得する。

Ⅳ　経過からわかること

1．繰り返されるパターン

ひとりひとりの症例について，繰り返す再発を振り返ると，それぞれのエピソードの経過が共通していることに驚くことが多い。例えば，「ささいな職場環境の変化が引金となり，仕事がこなしきれないと過剰に心配し，そこから上司や同僚への被害念慮に発展する。何とか事態を解決しようと焦って大声で抗議や要望を述べたてるが，フトしたことで自分なりに納得するとスッキリしてしまう」というパターンを毎回繰り返す会社員。

その時々には，周囲の出来事からの影響や偶然の心理の変化

により起きているとしか見えない病状の変化が，実はより長期的な全体の経過に支配されている。そういうことに気づくと，見通しを得るためにも再発を予防するためにも，全体の経過を捉えることが有用になる。全体の経過を支配しているのは，ひとつには精神疾患の背景にある脳機能の変化の特徴であり，もうひとつには人間の行動パターンを規定している人格（personality）の特徴であると考えられる。

2．パターンに気づく

　こうした経過のパターンに気づくことは，意外に難しい。医療・福祉スタッフは，当事者に対して誠実であろうとするほど，サービスについて熱心であるほど，目の前の苦痛を軽減し問題を解決することにとらわれて大きな流れを見失う。後から振り返り全体の経過をまとめるという作業を行うことで，その時にはわからなかった経過のパターンが初めて浮き彫りになる[1]。

　そのことは，精神疾患の当事者・家族も同じである。症状や苦痛や障害が強い時にはどうしてもそこに目が行ってしまい，なかなか全体を捉えられない。症状や苦痛や障害が鎮まってくると，そうした嫌なことはあまり思い出したくないし，これからの生活や仕事のことに関心が向いてくるので，やはり全体を振り返ることは少ない。

　経過のパターンは，短く言葉でまとめようとしたり，簡単な経過図や表に書いてみることで見えてくる。目の前の現在の症状から少し距離を置くような気持ちになるとよい。肩の力を抜いて，「そういえば前回も同じようなパターンでしたかねぇ，毎回そうなのかなぁ」と当事者と一緒に考えると，お互いに気づくことができるし，パターンのことも話題にできるようにな

る。人格の特徴についても同じように話題にしたい。

Ⅴ 時間の見通し

1．時間の見通しの意義

今の苦しさがどのくらい続くのか，病気の症状はいつ頃までに良くなるのか，見通しを考える時にはそうした時間の見通しも大切になる。外科系の科でクリニカルパスが普及しやすいのは，手術については経過がだいたい一定だからである。痛みがどのくらい続くか，食事はいつから食べられるか，何日目には離床できるか，抜糸はいつ頃が適切か，そうしたことについては個人差が少ないので，クリニカルパスという形にまとめやすい。

クリニカルパスは，医療の定式化や効率化を通じてその安全の確保と医療費の削減を目指したものであるが，時間の見通しを提供することによって当事者・家族に安心をもたらすという面については，精神科臨床における意義がある。うつ病の初診患者に「少しずつ良くなって3カ月ぐらいで普通の生活に近くなる方が多いですよ」，隔離室に保護せざるをえない統合失調症患者に「自分でも抑えられないようなイライラは，ここで静養すると1週間ぐらいで軽くなります」と時間の見通しをまじえて伝えることで，安心感が増し病状の改善に良く影響する。

2．精神疾患の時間経過

「精神疾患ではこうした時間経過には個人差が大きいので一概には何とも言えない」とスタッフは考えがちである。もちろん個人差はあるが，それを強調するあまりにこれまで精神疾患

についての時間経過を軽視してきた傾向があるように思う。

　根拠もなく独断で考えると，入院するぐらいの病状が順調に回復する場合には，「重篤な症状がある程度改善するまでに1～2週間」「自覚的に苦痛な症状が軽減するまでに1カ月」「日常生活機能レベルが回復するまでに3カ月」「社会生活機能レベルが回復するまでに6カ月」「再発の可能性を含めて病状が安定するまでに1～2年」「病気そのものの治癒を検討できるまでに3～5年」というのがひとつの目安であろう。この時間経過は，気分障害や統合失調症など精神疾患の診断とはあまり関係せずに共通しているばかりでなく，頭部外傷後遺症やてんかんの治療においてもおよそ同様である。障害を受けた脳の機能回復における時間的特徴と関連しているのであろう。

Ⅵ 予測を立てることで見通しを意識化する

1．見通しを書く

　見通しは自然に身につくものだといっても，それだけではやはり限界がある。身につくような工夫を重ねていきたい。「見通しを意識的に考える」ことが，そのための良い方法である。漠然と考えるのは難しいので，具体的な方法を考える。ひとつは，見通しを時々カルテに書いてみることである。初診の時，処方を変更した時，大きな出来事があった時，断薬を試みる時，治療を終結する時などであれば書きやすい。

　初診のカルテに「見通し」という項目を作ってしまう。「1カ月ぐらいで妄想は消えているだろう」「抑うつ症状は軽いけれども意外に長引いて半年くらいはかかる」「仕事に戻れるのは3カ月後」など，あまり自信がなくてもそうした見通しを書

くことを自分に強制していると，少しは意識化できる。治療の終結の時にも，「半年後ほどで再受診することになるか」などと書く。そうした見通しは誤りであってほしい。

2．見通しを説明する，教える

もうひとつは，見通しを当事者や家族に説明する，あるいは後輩に教える機会をなるべく多くもつことである。説明する，教えるためには，見通しをもっていなければならない。それだけでなく，一般的にはどういう経過が予想されるのか，この場合にはどうしてそういう見通しになるのか，その見通しを良い方に変えるためにはどうすればよいのか，説明をするためにはそうしたことを言葉にすることが必要になる。そのことが，見通しを身につけることにつながる。

「こうした空しい気持ちは薬を飲んでもらうと2カ月で良くなるのが普通なんですが，あなたの場合は少し時間がかかりそうですね。大学受験というもう3年も前に傷ついた思いが背景にありますからね。ただその思いを言葉にしてうまく表現できるように努めると，より早く良くなることができますよ」といった具合である。見通しを説明するのは1回だけではないから，その後の経過に応じて自分の考えを修正していける。その修正の過程を，当事者とともに行っていくことができる。

このように，説明し教えることを通じて「意識化して考えた見通し」は，「ひとりでに身についた見通し」よりも自信がもてるものとなる。手続記憶の意識化とでも言えばよいであろうか。

Ⅶ 未来を思うこと

1．見通しと前頭葉

　見通しとは，未来を考えることである。過去についての記憶ではなく，未来について考え，未来について予測するのは，人間にだけ与えられた特権である。動物は現在に生きる。記憶や学習という形で過去を取り入れることはできても，未来について考え，未来を予測することはできない。未来について考えることができる能力は，おそらく前頭葉の発達と関連している。

　人間の子供では，幼児になると近い未来について理解できるようになる。「明日」のような未来の時間についての言葉が理解できるようになるのは2歳半，文章の未来形が使えるようになるのは3歳半である。しかしそれは現在に近い未来に限られる。遠い未来について考えることができるようになるのは，思春期近くまで待たなければならない。前頭葉が働き始める時期である。遠い未来を考えることができるようになると，将来の夢を語ることができるようになるし，未来に不安を感じることも出てくる。

　頭部外傷により前頭葉を損傷すると，「その日暮らし」といえるような生活ぶりになることがある。過去のことを振り返らない，未来のことを思い煩わない。時間の感覚は，前頭葉に支えられている。

2．精神疾患と見通し

　精神疾患においては，前頭葉の機能が何らかの障害を受ける。心を病むということは，前頭葉の機能障害と言い換えられるか

もしれない。そのため，精神疾患では未来についての感覚が影響を受ける。未来を不安に思いすぎたり，無関心にすぎたり，未来を悲観しすぎたり，こだわりすぎたり。精神疾患の当事者の悩みは，現在の苦痛だけではなく，それが未来にどうつながるかにもある。見通しを提供することは，そうした未来についての障害，前頭葉機能の不調を，少し補うことになる。

　誰にとっても，数年後ぐらいの目標があるのは良いものである。病気を持つ身にとっては，その回復がこうした目標のひとつである。数年後ぐらいの目標は，生きがいとまではいかないが，生活に張りをもたらしてくれる。目標が適度であれば，ほど良い緊張感を背景に，気力や意欲が充実し，気分が安定して揺らぎにくくなり，頭の働きも良くなり，体調が崩れにくくすらなる。誰しも体験することである。

　こうした気の持ちようと思われることが，脳の働きを背景にもっていると考えたい。目標に向けて日々を送っている時には，おそらく脳の中では前頭葉の持続的な活性化が起こっている。前頭葉はさまざまな脳部位の機能を統合しコントロールする働きをするから，その持続的な活性化がほど良ければさまざまな脳部位の機能がうまく調節されることになる。緊張感（脳幹），気力・意欲（帯状回），気分（辺縁系），思考（大脳皮質），体調（視床下部）のいずれをも良く導くのである。「目標に向けて日々を送る」ことによって，病気の背景をなしている脳機能の安定をより強固にできる。

Ⅷ 人生における見通し

1．長い経過

　現在の治療の短期的な見通しではなく，より長い見通しとしてどういう人生を歩んでいけるかについても見通しをもちたい。人生の見通しは，もちろん病気だけによって決まるわけではない。偶然や運不運，巡り合わせや時代など，自分ではどうすることもできない多くの要因に左右される。それでも長年つきあった当事者の人生を振り返ると，運命のように見えることに，本人の側の要因との相互作用があるように思える。

　「1年目の結婚記念日は保護室のなか」だったが，顔立ちよりも性格の相性で伴侶を選べていたおかげで，傍目にも仲睦まじい結婚生活を継続できている双極性障害の女性。通院だけは真面目に続けているせいで，2回の割腹自殺未遂が過去のものとなり，妻と出かける旅行を楽しみにしている統合失調症の男性。父親の退職による経済的な逼迫を，自分を励ますきっかけとして上手に利用することで，ようやく15年ぶりに外出ができ始めた素直な人柄の回避性人格障害の女性。

　地道で誠実に暮らす日々を認める価値観，未来の希望を失わずに苦しい時期を辛抱できる力と慎重さ，周りの人々を信頼しその援助を引き出す人柄，出会いや出来事からひとつずつ学んでいける素直さ，そうしたものが幸運の条件であろうか。「機会は備えある精神にのみ訪れる *Le hasard ne favorise que les esprits préparés*（Chance favors the prepared mind）」（Louis Pasteur, 1854）。われわれ医療や福祉に携わる人間の人生にも，こうした運命と本人との相互作用があるように思える。

2. 精神科臨床サービスと見通し

　健康な時には誰しも，数年後ぐらいの目標に向けて今年すべきこと，今月したいこと，今週，今日と，誰に教えられたわけでもないのに自然に見通しをもって日々の生活を送っている。今日，今週が思うように進まない時も，大きな流れで見た時に目標に近づいていけるよう軌道修正しながら，時には目標自体をより現実的なものへと修正して，うまく生活している。

　病気にかかると，病気そのものの苦しみに加えて，それまでもっていた人生の見通しが崩れ，生活の見通しが立たなくなる苦しみを人は味わう。精神疾患ではさらに，病気のために見通しをもつこと自体が難しくなる。当事者・家族が体験する，こうした見通しをもつことの難しさ，見通しが立たないことの苦痛に，医療・福祉のスタッフは気づきにくい。だからこそ専門家には，病気や障害を治療するだけでなく，その見通しを伝えることを通じて，生活の見通し，人生の見通しをもてるように当事者・家族を支えることが望まれる。見通しを当事者・家族と共有することが，より良い精神科臨床サービスの土台を作る。

文　献

1) 福田正人，井上かりん，桜井剛志ほか：当事者とともにまとめる精神科臨床サービス．福田正人編著：精神科の専門家をめざす―「精神科臨床サービス」自選集．星和書店，東京，p.71-84，2007．
2) 加藤友之，田島昭，湯浅修一ほか：精神分裂病患者の社会生活における特性―精神分裂病の生活臨床 第1報．精神経誌，68；1076-1088，1966．(臺弘：分裂病の生活臨床．創造出版，東京，p.28-43，1978．に再録)
3) 宮内勝，安西信雄，太田敏男ほか：治療的働きかけへの反応の仕方にもとづく精神分裂病圏患者の臨床的類型化の試み―「自己啓発型精神分裂病患者群」と「役割啓発的接近法」の提唱（第1

報).精神医学,29；1297-1307,1987.
4) 成田善弘：「自己完結型」と「巻き込み型」強迫.成田善弘：強迫症の臨床研究.金剛出版,東京,p.35-55,1994.
5) 岡崎祐士：「見通し」.こころの科学,118；1,2004.
6) 臺弘：生活療法の基礎理念とその思想史.精神医学,48；1237-1252,2006.

第5章
精神療法・心理社会療法の脳基盤
――言語による脳機能の自己制御――

福田正人[*1],八幡憲明[*2],須田真史[*1],滝沢龍[*2],亀山正樹[*1]

I 「脳から心へ」と「心から脳へ」

「脳が変化することで心が変わる」ことは理解しやすい。精神疾患の治療において向精神薬で精神症状が改善するのは,向精神薬が神経細胞に作用し,それが脳機能の変化を引き起こし,最終的に心の変容として表れる過程であると考えられる。「脳から心へ」という方向の変化である。

精神疾患の症状は,精神療法や心理社会療法によっても改善を示す。そうした有効性の背景には脳の変化があるだろうか。もしあれば,それはどのようにして脳の変化に結びつくだろう。「心から脳へ」という方向についての疑問である。

「意識が働くと,こころの動きが自覚(経験)される。この経験のもっとも基底にあるのが感情である。ほとんどの感情はあいまいなこころの動きとしてしか経験されない。感情を背景に輪郭をもつ経験(心像)が立ち上がる。意はこれらの心像をまとめてこころをひとつの方向に向かわせる。これを脳の働き

ふくだ まさと,やはた のりあき,すだ まさし,たきざわ りゅう,
かめやま まさき
[*1]群馬大学大学院医学系研究科神経精神医学
[*2]東京大学大学院医学系研究科精神医学

に対応させると，発生的に古い脳である大脳辺縁系が感情を生成し，後頭葉・頭頂葉・側頭葉が心像を生成し，その前方に位置する前頭葉の動きが意を生成する」「こころというつかみどころのない現象は，長い進化の歴史を瞬時にたどる独特な現象である」（微小発生 microgenesis）[16]。

Ⅱ 精神療法や心理社会療法による脳機能の変化

　精神療法や心理社会療法による精神症状の改善に脳機能の変化を伴うことが，2000年前後から報告されている[10, 11]。fMRIなどの脳機能画像により明らかになってきたことである。

1．脳機能画像による賦活研究

　理解しやすいのは，恐怖症や社交不安障害についての賦活研究である。

　恐怖症について，恐怖刺激による脳の賦活を認知行動療法による改善の前後で比較すると，扁桃体では減少か変化がなく，側頭葉内側部・前部帯状回・島では減少し，前頭葉眼窩皮質では増加する。恐怖症は扁桃体の過活動と関連するので，この結果は「（扁桃体の活性低下にまでは至らなくても）扁桃体に対する前頭葉眼窩皮質の抑制機能の増強が臨床症状の改善に結びつく」と解釈できる。同じように社交不安障害では，認知行動療法により臨床症状が改善すると，人前で話をする直前の側頭葉内側面の活性が低下するようになる。

2．安静時の脳活動との関連

　こうした刺激による脳機能の賦活ではなく，安静時の脳活動

についての検討もある。強迫性障害については，基底核の安静時血流が増加していたものが認知行動療法により減少する，との結果で一致している。薬物療法の場合と同じ変化である。

うつ病についての結果はやや複雑である。「うつ病では扁桃体の過活動と前頭前野の機能低下がある。抗うつ薬は扁桃体に直接作用してこの過活動を低下させ，また認知療法は前頭前野の機能を改善することで，両者のアンバランスを回復する」との考え方がある[3]。明快な説明だが，具体的なデータでは抗うつ薬と認知行動療法に共通する脳機能変化と異なる変化があり，単純化は難しい。

3．臨床症状改善と脳機能変化の関係

こうした，臨床症状の改善という心のレベルの変化と，脳機能の変化という脳のレベルの変化については，3通りの考え方がある。

第一の考え方では，臨床症状の改善が原因で脳機能変化が結果であると解釈する。例えば，認知行動療法で蛇への恐怖が軽減した結果として，扁桃体の賦活が小さくなったという理解である。第二の考え方では，脳機能変化が原因で臨床症状の改善が結果であると解釈する。認知行動療法が扁桃体に作用して過剰な賦活を減少させ，その結果として恐怖感が軽減したという理解である。第三の考え方では，臨床症状の変化と脳機能変化はひとつの現象を精神症状と脳機能という二つの側面から観察しているものと解釈する。蛇への恐怖が軽減したことがそのまま扁桃体の賦活が小さくなったことと対応しており，原因・結果という因果関係で捉えるべきではないとする捉え方である。

つきつめると「心と脳の関係」という哲学のテーマに至る問

題だが，具体的な医学データとして考えるのがよいようである。これまでの研究結果を見ると，主要な変化が生じる脳部位については第三の素朴な考え方が正しいことが多い。

Ⅲ 「自己治療」による脳機能変化

精神症状は，専門家からの治療を受けることで改善するだけではない。「自己治療」といえる側面がある。緊張して動悸を覚えた時に深呼吸で不安を和らげるのは誰もが行う自己治療であるし，自動思考の認知療法はうつ病患者の自己治療である。こうした自己治療にも脳機能の変化を伴う。

1．プラセボと脳機能

プラセボの効果は無意識の自己治療といえる。「薬が効いてほしい」という願望，「この薬は効くだろう」という予測が実際の効果につながる。

プラセボの効果は，疼痛とパーキンソン病について検討が進んでいる[5, 12]。プラセボによる鎮痛効果は前部帯状回の活性や，前部帯状回での内因性オピオイドや側坐核でのドーパミンの放出と関連する。また，プラセボによるパーキンソン症状の改善は，基底核でのドーパミン放出によるもので，この放出はプラセボの効果への期待と関連する。疼痛やパーキンソン症状が心理的な影響を受けやすいのは，こうした背景に基づく。

2．バイオフィードバックや言語化と脳機能

より意識的な自己治療として，バイオフィードバックや感情体験の言語化が挙げられる。

バイオフィードバックは，例えば脳波のα波の増加を視覚化してフィードバックする方法で，不安の軽減の「体得」に有用とされる。これを発展させ，脳部位との対応を明確にした方法に，real time fMRI法がある[2]。前部帯状回の活性をfMRIでリアルタイムにフィードバックし，健常者にその活性の調整を体得してもらうと，前部帯状回の活性と疼痛の強さが並行する。バイオフィードバックにより脳活動を自ら調整することが可能で，そのように調整した脳活動の変化が心理機能の変化にも結びつくことを示したものである。

感情体験の言語化は，精神療法の基本である。恐怖や不安など陰性の感情体験を言語化することで，その感情に基づく精神症状の改善が促進される。恐怖刺激の処理を言語的に行うと，恐怖を担う扁桃体の活動を変化させることができる[9]。恐怖を感じる自然物（たとえば蛇）と人工物（例えばピストル）の写真について，別の写真との異同の判断（マッチ条件）と自然物／人工物という言語的な判断（ラベル条件）の脳活動をfMRIで比較すると，扁桃体の活動はラベル条件で小さく，代わりに腹側前頭前野や帯状回などの活動はラベル条件で大きかった。言語による判断を行うことで前頭葉が賦活され，その抑制作用により扁桃体の活性が低下し，それに対応して恐怖感情が軽減することを示唆する結果である。

3．日常生活における自己治療

これまで述べた治療場面や実験場面だけでなく，日常生活における自発的な自己治療がある。

Emotion Regulation Questionnaireによる評価修正得点reappraisal scoreは，考え方を変えることで気持ちをコント

ロールできる性格特徴の程度を捉える指標である。健常者が怒りや不安の表情を見たときの脳活動を fMRI で検討すると，扁桃体の活動は評価修正得点と負の相関を，前頭前野や頭頂葉の活動は正の相関を示す。つまり，日頃から認知療法的なことができている人ほど，怒りや不安を覚える場面で前頭前野を働かせることで扁桃体の活動を抑制していることになる[4]。

こうした日常生活における無自覚な自己治療がうまくいかないと，不適切な自動思考からうつ病などへと結びついてしまうことが想定できる。

Ⅳ 言語による精神と脳機能の自己制御 ―「心から脳へ」

これまで述べたような精神療法や心理社会療法に伴う脳機能変化は，「心から脳へ」という方向の存在を示している。こうした方向の変化は，精神機能という視点からはどう考えられるだろう。

1．精神の自己制御

これまで述べたように，精神療法や心理社会療法による精神症状の改善には，脳機能の変化を伴う。とくに恐怖・不安・抑うつや疼痛など，感情や自律神経反応についてそういえる。脳に置き換えると，「言葉を通じて大脳皮質に働きかけることで辺縁系の機能を変化させる」とまとめられよう。統合失調症の認知について脳機能画像や事象関連電位で検討した結果はより複雑である[6]。

精神療法や心理社会療法は，最初は専門家という他人が提供

するが、それが内面化されて初めて奏効する面が大きい。他者からの働きかけによる受動的な過程として始まったものが、本人のなかに取り込まれて内発的な過程へと発展することで、精神症状への有効性が高まる。思考や行動や感情を自分自身で制御できるようになる「精神の自己制御」への変化である。

　精神の自己制御は、言葉を媒介にして前頭葉により担われる意識的な過程である。「語は、単に認識の手段であるばかりでなく、高次な心理過程の調整の手段でもある」「人間の意識的活動の調節過程の際立った特徴は、人間ではこのような調節がことばの非常に密接な関与のもとで行なわれることにある」「大脳前頭葉は、言語行為の調整機能の保証にとって、さらにそのことによって、意志的行為の組織化にとって決定的意義をもっている」「皮質の前頭前部諸領域こそが人間の意識的活動の最も複雑な型でのプログラミング、調節、制御を保証している」[13]。

2．自己制御の起源

　言語による精神の自己制御はどのように可能となるのか。そのことは、精神の自己制御の個体発生、つまり子供の発達過程を考えると明らかとなる。

　言語による意識的活動の制御は、親からの言語指示に従って行動するという乳幼児期の経験が内在化された過程である。「子どもの随意的行為の発達は、大人の指示に従って行なう実際的行為からはじまるのである。そして、次の段階で、子どもは自分の外言を利用しはじめる。その外言は、はじめは、行為に随伴する形で発せられるが、次には、行為に先がけて発話される。その後に、さらにあとの発達段階で、子どものこの外言

は内面化され，内言となる。そして，この内言が行動の調整機能を担うのである」[14]。頭頂葉・側頭葉・後頭葉が担う知的な情報処理に対する意識的な調節機能は，他者との言語コミュニケーションにより形成され，それが前頭葉に内在化される。

同じように，感情（気持ち）の意識的な制御は，言葉を通じて周囲から受けた愛情が内在化された過程である。愛され，励まされ，共感する経験は脳内報酬系などに作用し，安心感や自尊心やストレス耐性を形作る。その言葉を内面に取り込むことで，自分で気分を安定させ意志を持続する能力が育つ。つまり，辺縁系が担う感情に対する意識的な調節機能は，他者からの言葉を通じた愛情により形成され，それが前頭葉に内在化される。

このように，思考や行動や感情の自己制御は他者の言葉から始まる。それが前頭葉に内在化され，前頭葉の他の脳部位に対する調節機能を高めることで，自己制御へと発展する。言語を通じたその過程は意識的なものである。言語による精神の自己制御は，他者との言語的コミュニケーションを前頭葉に内在化させた，脳機能の意識的な自己制御であり，人間の精神の最大の特徴である。

3．脳科学の発展と人間の精神

脳科学は，1950年代の感覚・知（理性脳）→1970年代の情（感情脳）→ 1990年代の対人（社会脳）→ 2000年代の意・自我（自我脳）と進んできている[7, 8]（図1）。科学的な検討が行いやすい分析的な機能から総合的な機能へという順である。

脳科学の対象が理性であった時代，それはまだ精神医学から距離があった。しかし，情・対人・意・自我へと対象が拡大するにつれ，脳科学は精神そのものへと迫りつつある。2000年

第5章　精神療法・心理社会療法の脳基盤　71

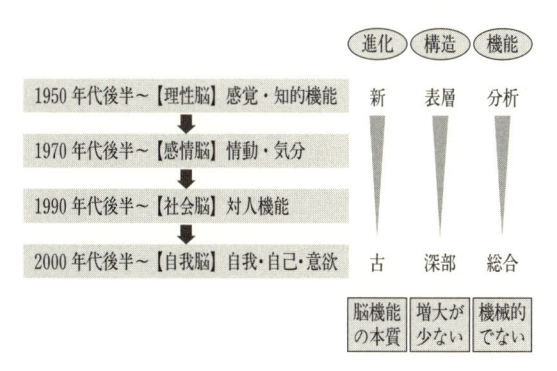

1950年代後半～【理性脳】感覚・知的機能	新	表層	分析
1970年代後半～【感情脳】情動・気分			
1990年代後半～【社会脳】対人機能			
2000年代後半～【自我脳】自我・自己・意欲	古	深部	総合

（進化　構造　機能）

脳機能の本質／増大が少ない／機械的でない

図1　脳研究の進歩の概要

以降の脳機能画像研究からは，その場その時の他人を理解する働きは側頭-頭頂連結部が，他人や自分をひとりの人格として捉える持続的な表象は前頭前野内側面が担うことが示されている[15]。「立場を変えることで見方が変わる」ことには側頭-頭頂連結部が，「自分自身についての内省・洞察」には前頭前野内側が関与することを示唆する。

　精神現象の脳機能の解明の成果には，目を見張るものがある。しかしその基盤は，精神病理と精神療法・心理社会療法に基づく精神現象についての精緻な認識と理解と治療経験である。「精神病理の科学と技について新しい世代の本当の専門家を育てるために真剣に取り組む必要がある。さもなければ，われわれ先端技術を利用する科学者は10年以内に沈黙の春に直面したことに気付くことになるだろう。精神病理学についての専門知識を身につけた思慮深い臨床家と手を携えることなしに科学技術を適用するならば，それは孤立し，不毛で，おそらくは空しい営みに終わるであろう」[1]

文　献

1) Andreasen, N.C.：What shape are we in?：Gender, psychopathology, and the brain. Am. J. Psychiatry, 154；1637-1639, 1997.
2) deCharms, R.C., Maeda, F., Glover, G.H. et al.：Control over brain activation and pain learned by using real-time functional MRI. Proc. Natl. Acad. Sci. USA, 102；18626-18631, 2005.
3) DeRubeis, R.J., Siegle, G.J., & Hollon, S.D.：Cognitive therapy versus medication for depression：Treatment outcomes and neural mechanism. Nat. Rev. Neurosci., 9；788-796, 2008.
4) Drabant, E.M., McRae, K., Manuck, S.B. et al.：Individual differences in typical reappraisal use predict amygdale and prefrontal responses. Biol. Psychiatry, 65；367-373, 2009.
5) Enck, P., Benedetti, F., & Schedlowski, M.：New insights into the placebo and nocebo responses. Neuron, 59；195-206, 2008.
6) 福田正人, 池淵恵美, 安西信雄：統合失調症. 丹羽真一編：新世紀の精神科治療第9巻—薬物療法と心理社会療法の統合, 中山書店, 東京, p.117-158, 2003.
7) 福田正人：精神病理と精神療法に学ぶ脳科学—精神現象の脳機構の解明. 臨床精神病理, 29；29-38, 2008.
8) 福田正人：脳の働きとこころ—脳科学の発展. もう少し知りたい統合失調症の薬と脳, 日本評論社, 東京, p.171-181, 2008.
9) Hariri, A.R., Mattay, V.S., Tessitore, A. et al.：Neocortical modulation of the amygdale response to fearful stimuli. Biol. Psychiatry, 53；494-501, 2003.
10) Linden, D.E.J.：How psychotherapy change the brain：The contribution of functional neuroimaging. Mol. Psychiatry, 1；528-538, 2006.
11) Linden, D.E.J.：Brain imaging and psychotherapy：Methodological consideration and practical implications. Eur. Arch. Psychiatry Clin. Neurosci., 258（Suppl.5）；71-75, 2008.
12) Oken, B.S.：Placebo effects：Clinical aspects and neurobiology. Brain, 131；2812-2823, 2008.

13) ルリヤ (1973) (鹿島晴雄訳)：神経心理学の基礎—脳のはたらき. 創造出版, 東京, 1999.
14) ルリヤ (1979) (天野清訳)：言語と意識. 金子書房, 東京, 1982.
15) Van Overwalle, F.：Social cognition and the brain：A meta-analysis. Human Brain Mapp., 30；829-858, 2009.
16) 山鳥重：知・情・意の神経心理学. 青灯社, 東京, 2008.

第6章
診療に役立つのはどんなカルテか？
——「わかりやすいカルテ」を目指して——

毛呂裕臣*，花岡直木*，毛呂佐代子*，安藤直也*，福田正人*

抄　録

　「精神科のカルテはわかりにくい」との問題意識から，①「どこがわかりにくいのか？」を整理し，②「なぜわかりにくいのか？」を検討し，③「どう書けばわかりやすいか？」を提案した。カルテがわかりにくい理由は，「病状がわかりにくい」「治療経過の全体を把握しにくい」「何を治療しているのかがわかりにくい」の3点にまとめられ，精神疾患の特徴に深く根ざしていると考えられた。わかりやすい書き方として，診療ごとに毎回記録する経過記録の案を検討し，工夫点を例示した。また，治療の全体的な流れを明らかにできるように，数か月ごとに簡単なサマリーを記載することが有用であることを指摘した。さらに図解を用いる方法を提案し，それがわかりやすさを増すだけではなく，患者が医療により積極的に参加するための「共有するカルテ」の実現を促進することを述べた。

▶キーワード：精神医療，カルテ，経過記録，図解，医療チーム

もろ　ひろおみ，はなおか　なおき，もろ　さよこ，あんどう　なおや，ふくだ　まさと
*群馬大学医学部神経精神医学教室

I 「精神科のカルテはわかりにくい」

1．日常診療で体験するわかりにくさ

「精神科のカルテはわかりにくい」とよく言われる。

精神病院に勤務し身体的な診療を担当しているある内科医は「カルテを読んでも、現在この患者にどういう症状があるのかがわからない」(①)，「記録を読んでも、何を伝えようとしてそのことが記載してあるのかがわからない」(②)，「病気のどの部分に対してどういう意味で薬を処方しているのかが理解できない」(③) と語っていた。

ことは他科の医師に限らない。精神科の研修医が、自分の担当でない患者に対応する必要があって他の医師のカルテを読むと困ることが多い。「治療が全体としてどんな方針で、それがどこまで進んだのかがわからない」(④)，「処方の変更の方向性がわからない」(⑤) という。自分の知らない入院患者について「カルテよりも看護記録の方が役に立つ」(⑥) ことは、よく経験する。

こうした事態は、主治医がカルテ記載に手を抜いているからばかりではない。「たくさん書くと、後で見返した時に何のことかわからなくなってしまう」(⑦)，「他の医師に引継ぎを書こうと思っても、その時の状況や問題点を伝えることが難しい」(⑧) からである。カルテ記載の時間に恵まれている大学病院でさえ、こうした状況である。

2．わかりにくいのは精神科医のせいか？

しかし一方で、「名人芸」と言いたくなるカルテもある。記

載の分量がそれほど多いわけではないのに,読むと患者の様子が生き生きと伝わってくる。治療の方針や問題点もすんなりと頭に入る。少ない線で描いた似顔絵が良く似ているのに例えられ,重要なポイントをつかんでいるのである。こうしたカルテは,精神科医が好むだけかというとそうではない。概して他科の医師にも評判が良い。

以上のような思いは,名人ではない精神科医が共通して感じていることであろう。この問題をもう少し掘り下げて検討しようというのが,本稿の目的である。すなわち精神科のカルテについて,

(1)「どこがわかりにくいのか?」を整理し,(2)「なぜわかりにくいのか?」を検討し,(3)「どう書けばわかりやすいか?」を提案しようとするものである。

結論を先回りすれば,精神科のカルテがわかりにくいのは,医師が多忙で記載に時間をかけられなかったり,精神科医のカルテ記載トレーニングが不十分であったりという実際的な理由以上に,精神疾患の特性ひいては人間の精神のあり方に由来するものであろうと考えられる。その点を明らかにする作業を通じて,編集部から与えられた「なぜ記録するのか? 何を記録するのか? サービス向上のためには如何に記録するのか?」という問いへの答えがおのずから浮かびあがるよう努めたい。

Ⅱ なぜわかりにくいのか?

Ⅰ-1では精神科カルテのわかりにくさを指摘した。ここでは,そうしたわかりにくさがどこに由来するかを考える。カルテのわかりにくさの原因を,「病状がわかりにくい」「治療経過

の全体を把握しにくい」「何を治療しているのかがわかりにくい」の3点にまとめた。

1. 病状がわかりにくい

精神科のカルテがわかりにくい第一の理由は、「記載時点での患者の病状がわかりにくい」からである。精神症状が列記してあるのを読んでも、病状を思い浮かべにくい。そうなってしまう理由として、「診断・治療のための生物学的指標が確立されていない」「"subjective"と"objective"の分け方がうまく役立たない」「精神的機能レベルは非特異的症状に反映される」という3点が考えられる。

(1)精神疾患については、診断・治療のための生物学的指標が確立されていない

身体疾患においては、診断・治療の根拠や目安となる生物学的な指標があることが多い。糖尿病における血糖値や、肺炎における胸部X線所見などである。患者の全体的な病状は、おおまかにはそうした指標に反映される。したがってカルテ記載も、そうした指標を中心に据えれば良い。しかし、診断・治療のための生物学的指標が確立されていない精神疾患においては、そうしたことが困難である（福田、丹羽：診断：生物学的マーカーの利用可能性．臨床精神医学講座第2巻『統合失調症Ⅰ』、中山書店、p.441-462, 1999）。そのため、記載してあることが何のためかがわかりにくくなる（Ⅰ-1の②）。

(2)"subjective"と"objective"の分け方がうまく役立たない

身体疾患においては、患者が自覚する徴候 symptom（自覚症状）と医師の診察により明らかになる症状 sign（他覚所見）

を区別し，前者を"subjective"，後者を"objective"と記載する。自覚症状には「症状の有無という形での判断は容易だが，その定量化は難しい」という特徴がある。疼痛を例に考えるとわかりやすい。一方，他覚所見には「症状評価には医師の技量が影響するが，定量化が可能である」という特徴がある。治療のうえでは，他覚所見の比重が大きいことが多い。

ところが精神疾患の診療においては，行動症状（"objective"）とならんで体験症状（"subjective"）の比重が大きい。どちらかと言うと，体験症状は疾患特異的であり，行動症状は疾患非特異的であるから，体験症状を把握できないと診断や病状評価は困難である。言葉が通じない外国人の診療場面を思い浮かべれば，このことは理解できる。体験症状を知るには本人の陳述に頼るしかなく，その定量化は症状評価尺度をもってしても限界がある。このことが，担当医以外にもわかるような形での病状の記載を困難にしている（Ⅰ-1の①）。

(3)精神的機能レベルは非特異的症状に反映される

精神疾患の治療は，症状の改善を通じて患者が家庭・社会へと復帰していくことを目標としている。家庭や社会（入院の場合には病棟）における日常生活や職業生活において，患者がどの程度の状態でいられるかを，ここでは「精神的機能レベル」と呼ぶことにする。DSMのⅤ軸に取りあげられているGAF尺度はその一例である。

この精神的機能レベルは，疾患特異的な精神症状とは必ずしも平行せず，むしろ疾患非特異的な症状に反映されやすい。例えば，幻聴のある統合失調症患者であっても，会社員として勤務できている場合もあれば，入院が必要な病状の場合もあり，それらは幻聴の強さによって決まるわけではない。つまり精神

的機能レベルは、精神症状と無関係なわけではないが、しかしある程度独立している。

疾患非特異的な症状は、睡眠・食欲（生存に必要な機能）、日常生活動作・清潔などの身辺処理（個人として必要な機能）、周囲の状況認知・会話などの対人交流・他人への配慮（社会人として必要な機能）、という領域に認められる。これらの機能の障害は、いずれの精神疾患においても多かれ少なかれ認められるという意味で疾患非特異的であるが、精神的機能レベルを良く反映する。たとえば、（特異的な）精神症状がなくなってもこれら非特異的症状が改善していないと、退院や復職が難しいことが多い。

医師が記載するカルテは、「診断から治療へ」という医学的な必要性があるために、どうしても特異的症状に比重を置きがちである。これに比して看護記録は、病棟や外来での患者の生活や対人交流を記載することが多いから、たとえ意識的でなくても結果として非特異的症状に注目して書き留めることになる。こうしたことが、患者の病状が「カルテよりも看護記録の方がわかりやすい」ことの理由となっている（Ⅰ-1の⑥）。

2．治療経過の全体を把握しにくい

精神科のカルテがわかりにくい第二の理由は、「時間経過がゆるやかなために治療経過の全体を把握しにくい」からである。精神疾患患者の病状の変化は、1週間ぐらいを単位とすることが多い。時間のスケールから言えば、ICUの1時間と内科の1日と精神科の1週間が比較できよう。このように時間経過がゆるやかなために、「治療の全体的な方向性が見失われやすい」「熱心に記載するとかえってわかりにくくなる」ということが

起こりうる。

(1)治療の全体的な方向性が見失われやすい

ゆるやかな流れの中では,治療全体の方向性や処方の変更の流れが見失われやすい(Ⅰ-1の⑧)。その結果,前回との比較だけを強調した「差分的・微分的記載」や,全体的な治療の文脈を無視したその場限りの「場当たり的記載」が増えやすい(Ⅰ-1の④)。

(2)熱心に記載するとかえってわかりにくくなる

長時間の診察を行ったり頻回に診察を行うと,カルテの記載量が増える。しかし後からそのすべてを読み返すことは少ないし,担当でない患者のカルテであればすべてを読むことは困難である。「手短にまとめるとどうであったか?」の記載は,そうした場合に貴重となる。しかしそうしたことは,鮮明な印象がある診察直後にはあまりにも自明なことと感じられるため,カルテ記載として残されないことが多い(Ⅰ-1の⑦)。

3. 何を治療しているのかがわかりにくい

精神科のカルテがわかりにくい第三の理由は,「何を治療しているのかがわかりにくい」からである。このことは次のような意味である。

精神疾患の多くは,現在のところ原因が明らかではない。そのため,原因療法や根本治療は困難であり,現在行われている治療には「対症療法の積み重ね」という側面が大きい。治療者も,対症療法やリハビリテーション以上の意味をもつ治療を提供できているかについては自信を持ちにくい。しかし薬物療法に例をとれば,抗うつ薬により脳の神経細胞の再生が促進されたり,抗精神病薬による治療が発病早期に行われると統合失調

症の長期予後が改善することからは，対症療法と見えるものが必ずしもそればかりではないことがわかる。ただその詳細は明らかでないので，日常診療においてはその時々の症状や問題への対応を積み重ねることになる。少なくとも，表面的にはそう見えやすい。

このことから，「治療の標的症状選択の優先順位が決め難い」「標的症状の治療と疾患治療の関係が明確でない」という2点が問題となる。

(1)治療の標的症状選択の優先順位が決め難い

精神疾患治療においても，problem list を作成しておくことは有用である。担当医による見逃しを防げるだけでなく，担当医以外にとっても問題が把握しやすく，わかりやすいカルテとなる。問題は，リストアップしたいくつかの problem 相互の関係を病態生理のうえで明らかにすることが，必ずしも容易ではないことである。

身体疾患においては，最初は別々に見えたいくつかの problem の背後に共通した病態生理や病因を発見することが，problem list の1つの役割である。しかしこのことが精神疾患については困難であり，そのためそれぞれの problem の優先順位を決めることも難しい。いくつかある症状のうちで，どの症状を標的症状として優先して取りあげるべきかを根拠をもって決めることが必ずしもできない。このため，problem list があってさえも，何を治療しているかがわかりにくいということが起こる（Ⅰ-1の③）。

(2)標的症状の治療と疾患治療の関係が明確でない

薬物治療も心理的治療も，治療は標的症状に向けて行われる。カルテも，標的症状と治療との関連を中心に記載される。担当

医としては，個々の標的症状を治療することが疾患そのものの治療へと結びつくと考えたいからである。しかし病態生理が明らかでない精神疾患の場合には，そのことは誰にとっても自明だというわけではない。そのため，他科の医師や病態について別の考えをもつ他の精神科医にとっては，治療の対象や方向性がわかりにくいということが起きやすい（Ⅰ-1の⑤）。

Ⅲ　どう書けばわかりやすくなるか？

1．日々の経過記録をどう書くか？
(1)経過記録の構成

Ⅱでは，「精神科のカルテはなぜわかりにくいのか？」について，「病状がわかりにくい」「治療経過の全体を把握しにくい」「何を治療しているのかがわかりにくい」の3点を指摘した。これらのことをもとに，ここでは日常診療におけるカルテの記載を例示しながら「どう書けばわかりやすくなるのか？」を述べる。

精神科のカルテにとって，初診時カルテや入院時カルテは特別である。定式化しやすいし，すでに項目が用紙に印刷してあることが多い。問題となるのは，カルテの大部分をしめている経過記録である。毎日記載するこの経過記録をどのように記載すれば良いかについて，教科書などを見てもあまり書かれていない。やむをえず，たまたま目にした先輩のカルテを真似つつ，ひとりひとりが工夫しているのが現状であろう。ここでは，多くの精神科研修医が日常診療で困惑しているこうした経過記録の書き方について，「わかりやすいカルテ」の例を示した。入院（図1）と外来（図2）の架空の症例である。

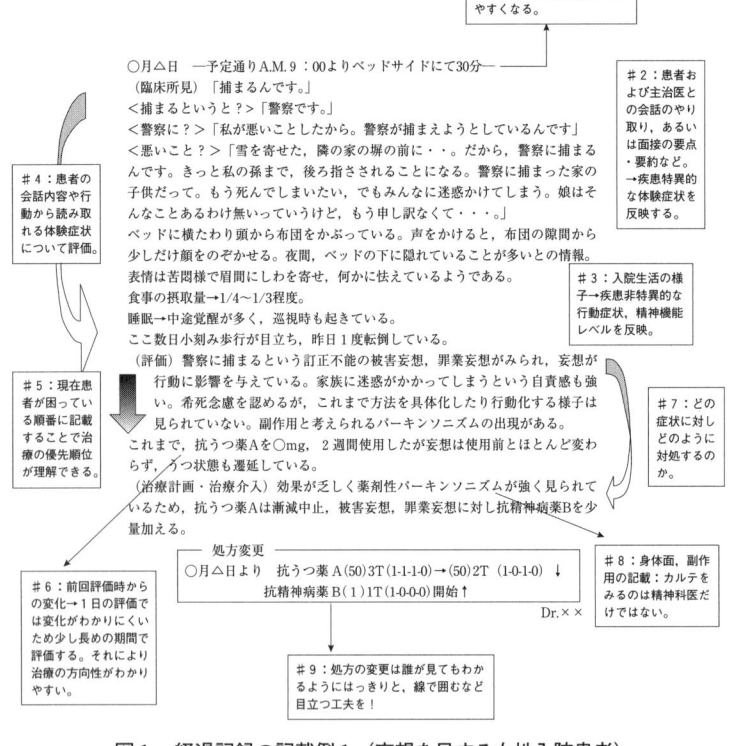

図1 経過記録の記載例1（妄想を呈する女性入院患者）

○月△日　─予定通りA.M.9：00よりベッドサイドにて30分─
（臨床所見）「捕まるんです。」
＜捕まるというと？＞「警察です。」
＜警察に？＞「私が悪いことしたから。警察が捕まえようとしているんです」
＜悪いこと？＞「雪を寄せた、隣のお墓の塀の前に・・. だから、警察に捕まるんです。きっと私の孫まで、後ろ指さされることになる。警察に捕まった家の子供だって。もう死んでしまいたい、でもみんなに迷惑かけてしまう。娘はそんなことあるわけ無いっていうけど、もう申し訳なくて・・・」
ベッドに横たわり頭から布団をかぶっている。声をかけると、布団の隙間から少しだけ顔をのぞかせる。夜間、ベッドの下に隠れていることが多いとの情報。表情は苦悶様で眉間にしわを寄せ、何かに怯えているようである。
食事の摂取量→1/4〜1/3程度。
睡眠→中途覚醒が多く、巡視時も起きている。
ここ数日小刻み歩行が目立ち、昨日1度転倒している。
（評価）警察に捕まるという訂正不能の被害妄想、罪業妄想がみられ、妄想が行動に影響を与えている。家族に迷惑がかかってしまうという自責感も強い。希死念慮を認めるが、これまで方法を具体化したり行動化する様子は見られていない。副作用と考えられるパーキンソニズムの出現がある。
これまで、抗うつ薬Aを○mg、2週間使用したが妄想は使用前とほとんど変わらず、うつ状態も遷延している。
（治療計画・治療介入）効果が乏しく薬剤性パーキンソニズムが強く見られているため、抗うつ薬Aは漸減中止、被害妄想、罪業妄想に対し抗精神病薬Bを少量加える。

──処方変更──
○月△日より　抗うつ薬 A(50)3T(1-1-1-0)→(50)2T (1-0-1-0)　↓
　　　　　　　抗精神病薬 B(1)1T(1-0-0-0) 開始↑
　　　　　　　　　　　　　　　　　　　　　　　Dr.××

注記:
- #1：場面設定：面接時間（予定時間どおりか、どれくらいかかったか）。面接場所。→あとでその場面が思い出しやすくなる。
- #2：患者および主治医との会話のやり取り、あるいは面接の要点・要約など。→疾患特異的な体験症状を反映する。
- #3：入院生活の様子→疾患非特異的な行動症状、精神機能レベルを反映。
- #4：患者の会話内容や行動から読み取れる体験症状について評価。
- #5：現在患者が困っている順番に記載することで治療の優先順位が理解できる。
- #6：前回評価時からの変化→1日の評価では変化がわかりにくいため少し長めの期間で評価する。それにより治療の方向性がわかりやすい。
- #7：どの症状に対しどのように対処するのか。
- #8：身体面、副作用の記載：カルテをみるのは精神科医だけではない。
- #9：処方の変更は誰が見てもわかるようにはっきりと、線で囲むなど目立つ工夫を！

II-1-(2)で述べたように，身体疾患における"subjective" "objective"の分け方を精神疾患にそのまま当てはめることは難しい。そこで記載例は，①臨床所見（体験症状），②臨床所見（行動症状），③評価，④治療計画・治療介入，の大きく4つの部分から構成されている。他科で用いられる"SOAP"と類似の構成である。体験症状 experience を"E"，行動症状

第6章 診療に役立つのはどんなカルテか？　85

#10：診察以外の受診、問い合わせなどの記載：診察日以外の情報、病状の急激な変化など主治医と他医師の掛け橋の役目を果たす。

○月△−1日P.M.5：00
母親より電話あり（Dr.××対応）

#2：面接内容の記載、病状に関わるポイントだけ。

2，3日前から急に元気になり、出歩くようになった。いろんなものを買ってくるため注意すると、大声をあげて怒ってしまう。もう病院へは行かなくてもいい、病気は治ったからといっている、どうしたらよいかということ。
→現在は問題行動は落ち着いているため明日、必ず受診するよう伝える。
○月△日P.M.2：00　母親に連れられ来院－面接室にてPt.と－　躁転
（臨床所見）「とても調子がいいです。毎日が楽しくてたまりません。昨日からテニスを始めたんですよ。あ！忘れてた！約束があったんだわ。先生、今買い物してきたんですけど‥。」
＜夜は眠れていますか？＞「何だか、眠るのがもったいなくて‥だっていろんな事がしたいんですよ。いろんなアイデアも浮かぶし。」
＜お薬を変更しましょう＞「もう、お薬は飲まなくていいと思うんですよ。今度こそ病気は治ったと思うんです。だって、こんなに元気なんですから。」

#1

#11：前回との変化を一言で：経過の流れがつかみやすい。

#12：アンダーライン：後で見返すときのポイント。

#3：面接での様子、表出の記載。行動症状・精神機能レベルを反映する。

#4：患者の会話内容や行動から読み取れる体験症状について評価。

赤いミニスカートに大きなイヤリング。いつもより化粧は派手。眼はランランとしている。声量大きく多弁。面接中何度も立ち上がる。
服薬の必要性を説明すると病気ではないと強く主張。
（評価）躁状態。躁状態の病識が欠如している。易怒性の亢進、浪費、爽快気分、多弁、活動量増加、転導性亢進、睡眠時間短縮、をみとめる。前回受診時に増量した抗うつ薬Cが躁転の引き金になった可能性が高い。
（治療計画・治療介入）躁転しているため抗うつ薬Cを全て中止、鎮静目的に抗精神病薬Dを加える。病識が欠如しているため怠薬の可能性が大きいので、服薬の管理は母親に依頼。新薬の副作用について説明。
1週間後に診察予定。

#5

#7

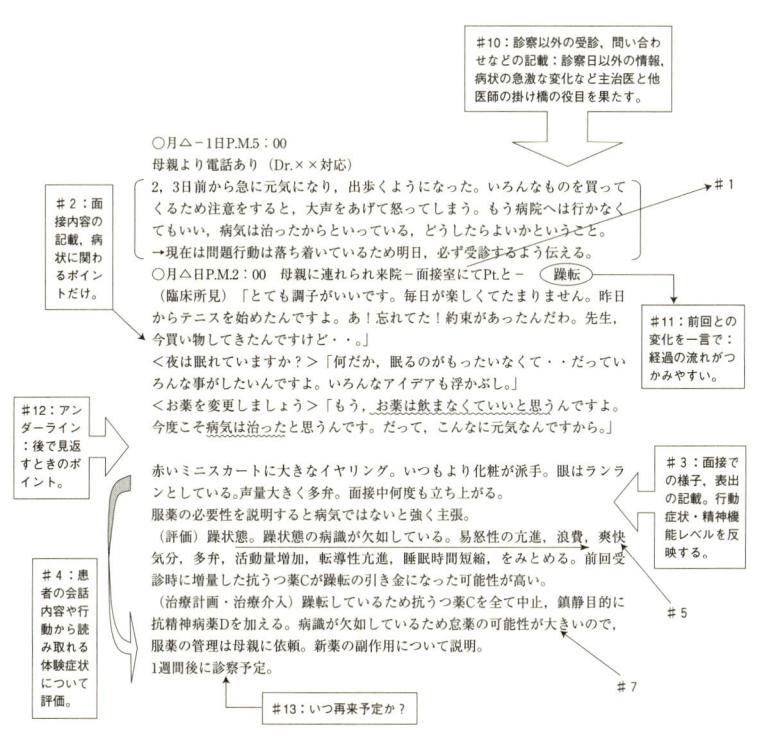

#13：いつ再来予定か？

図2　経過記録の記載例2（双極性障害の女性外来患者）

behaviorを"B"と呼べば、"EBAP"となる。

(2)このように書くとどうわかりやすいのか？

図1，2で示した記載例にはどのような利点があるかを、図中の説明（#記号）と対応させて説明する。

第一に、面接内容を記載する前提として、面接状況を記録しておくことが役立つ。精神科の場合、面接の意味合いは面接状況に反映されることが多い。そのことが明らかになるとポイントがはっきりする。面接時の雰囲気、面接の緊急性、受診の同

伴者，いつも遅れる人が時間通りに来た，などの面接状況についての情報はその内容以上に有用であることがある（#1）。

　第二に，面接内容の記載にあたっては，体験症状とともに行動症状が重要である。多忙な臨床場面を考えると，面接しながらカルテを書かざるをえないことが多い。熱心に面接内容を記載すると面接が滞り，後で記録しようとすると微妙なニュアンスを忘れてしまいやすい。カルテに面接のやりとりを記載することで，体験症状が把握できる（#2）。同時に，面接時の患者の仕草・表情・話し方・服装などの表出，日常生活の過ごし方，睡眠や食事などの基本的行動についての記載も重要である（#3）。II-1-(3)で述べたように，行動症状（他覚所見）は疾患非特異的であるものの患者の精神的機能レベル，つまり疾患が日常生活や社会生活にどの程度の影響があるかを表すからである。

　第三に，治療の標的症状の特定である。II-3で述べたように，精神疾患の多くは病態生理が明らかでなく，根本治療が確立されていない。したがって，症状への対症療法を積み重ねていかざるをえないという側面が大きいが，症状の治療優先順位は症例によりさまざまである。治療をチームとしてスムースに進めるために，治療方針を明らかにするうえで最も役立つのがカルテである。体験症状・行動症状についての情報を患者から得て評価し（#4），それを患者が苦痛にしている順番に記載すれば（#5），現時点での状態を主治医も再確認できる。これまでの治療によりどのような変化が認められ（#6），どの標的症状に対しどのように対処するかの治療方針を明らかにすることで（#7），カルテを介して診療スタッフ全員が問題を患者と共有できる。また，独特な副作用の出現率が高い向精神薬を使う

場合には，副作用の記載も忘れてはならない（#8）。

　第四に，外来診療で必要となる工夫がある。外来診療の場合，診療スタッフが常に患者と関わっているわけではない点が入院診療と異なる。受診日のみの診察で病状を評価しなければならないので，病状変化についての問い合わせなど受診日以外の連絡の記録も有用な情報である（#10）。大勢の患者の診療に当たる場合には，前回診療の時の記憶が薄れてしまうことが起こりやすい。前回との変化を一目で見直せる記述（#11, 12）は役立つ。

　以上，記載例にもとづいてわかりかすいカルテを書く方法を検討した。カルテは，主治医1人が独占するものではない。病院によっては，カルテと看護記録を統一して1つのものとしていたり，さらには研修生や実習の医学生・看護学生も次々と記載するという方式にしている場合もある。カルテを通じて，診療スタッフが病状や苦痛を患者と共有しつつ治療を進めることによって，患者の症状の早期改善・早期の社会復帰が促進されるであろう。

2．数か月ごとに全体的な経過を記載する。

　II-2で述べたように，精神科のカルテのわかりにくさの理由の1つは，精神疾患の病状変化がゆるやかなことである。III-1で例示した経過記録の記載例は前回評価時からの変化に重点を置いているため，こうした記録のみでは差分的・微分的記載が連続し，全体としての変化が見失われる恐れがある（II-2-(1)）。そこで，病状の大きな流れを定期的にカルテに記載することが必要となる。

　これまでに躁病相とうつ病相を頻回に反復している双極性障

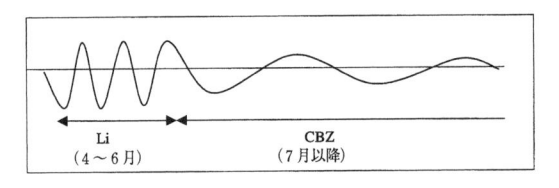

図3 簡単な図を用いて数か月ごとに全体的な経過を記載する

害の患者を例にとる。経過記録だけの記載では、診察の時点での病状や前回診察からの変化は明らかでも、長期的な病相反復の経過がわかりにくい。気分安定薬の効果の判定も難しくなるし、今後の経過の予測もわかりにくい。そうした場合には、数か月ごとに全体的な経過を記載すると良い。

「ミニ・サマリー」という形の数行の文章でも良いし、経過図という形式を用いても良い（図3）。経験的には3か月ごとくらいに書けると理想的であるが、多忙な臨床診療のなかでそうした記録を書くための時間をどう確保するかが問題である。特別に時間を取るよりは、何かの拍子に診療が途切れた数分の時間を利用して書くのが現実的である。担当医が「乗っている」日や妙にやる気がある日も、記載に時間を割く機会の候補である。そうしたエネルギーを診療に持ちこむと面接をしくじりやすいので、カルテ記載に向けるのが生産的だからである。

3．図解を利用する

(1)患者にとって図は文章より理解しやすい—カルテ説明の経験から

患者にとっては、文章より図のほうが理解しやすい。その経験を述べてみたい。

この原稿の準備段階で、カルテをともに見ながら患者にその

内容を説明する機会があった。病状の安定した患者から「入院当初の自分の言動を知りたいので、カルテを見せてほしい」との希望が出されたのである。病識がなかったり思い込みが強かった入院当時の病状について、自分として振り返っておきたいとの主旨からの希望であった。

患者の前にカルテを置き、主治医が説明を補足するという形で希望に応えた。その経験で印象深かったのは、患者が過去の急性期の病状をあらためて理解しようとした時に、最も役立ったのがカルテに書かれた「図」であったことである。患者は、過去の面接中に主治医が描いた図をほとんど覚えていた。その図を見ることで、「そうそう、この時こう言っていた！」と病状についての記憶を取り戻し、病気の経過を振り返って理解することができたのである。

図を利用したカルテは、医療スタッフにとってわかりやすい。しかしこの経験が示すように、患者にとっても整った文章よりも図のほうが理解しやすいことが多い。精神疾患の患者にとって、カルテのなかの図解の部分は、診断・治療の説明についての理解に助けとなるとともに、病識がなかったり混乱していた時期の病状をみずから振り返り、自分自身を取り戻していく手がかりともなる。

(2)図解カルテの可能性

Ⅲ-1とⅢ-2では、現状のカルテ記載の問題点から出発して、治療に役立つカルテ記載のモデルを提示した。ここでは、そうした現行の枠からは非定型的なスタイルと考えられる「図解を利用したカルテ記載」を提案したい。

従来の医療場面でも、図解（ダイアグラム）の方法はさまざまに用いられてきている。医師においては、問診の覚え書き、

病状説明・治療説明（ムンテラ）の補助，などが代表的であろう。また，看護においては集団討議の際のKJ法の利用，精神科ソーシャル・ワーク分野ではエコマップなどが図解の例である。

図解はこれまで，医療場面においては「覚え書き」や「落書き」などとして，正式ではないものと考えられてきた。しかし，Ⅲ-3-(1)で述べたような経験から，図解により積極的な役割を与えられないかと考えるわけである。図解の方式が，精神科における「患者と共有するカルテ」の1つの可能性を示すであろうことが，こう考える理由の1つである。

(3)図解のカルテ記載の例（図4）

ここでは，図解を用いたカルテ記載の実例を紹介する。不安焦燥・希死念慮を伴ううつ病で，自殺企図のために入院となった患者を想定した。以下に紹介するような面接を行いつつ，そのやりとりをカルテに図解していく。患者から見えるところで描いていくことを想定している。

患者は「自分は何もできなくなってしまった」と不安を訴える。また，家族の励ましがかえって負担となり，励まされると逆に自分が「家族の足手まといになってしまっている」と感じる。そのため「死んでしまった方が皆のためになる」と考え，×月△日自室にて自殺企図に及んだ。

治療者は，患者の絶望感は病気の症状であり，必ず回復できることを患者に納得してもらおうと，患者が元気だった頃のことを話題にする。はじめ患者は，元気な頃に「やれていた」自分にはもう戻れない，取り返しのつかないことになってしまったと頑なであった。「元気な頃の自分も，いつも何かに急きたてられるようにして，自分を駆り立てていた」と振り返り，

第6章 診療に役立つのはどんなカルテか？　91

方法？
「考えた」
●自分の部屋
●○○山に入って
×月△日
（家族発見）

「死んだ方が」

「自分は足手まとい」

家族
「気持ちの問題」
「もっとしっかり」

「できない」
●意欲↓
●動けない
●「自分にはできない」

不安！

戻れる？
「そうは思えない」

「やれていた」
（元気な時）

楽しい気持ち？
「たまには」

心が安まった事

自覚
「疲れてしまった」

「ない」

今は疲れている

いつも何かにせかされる気持ち

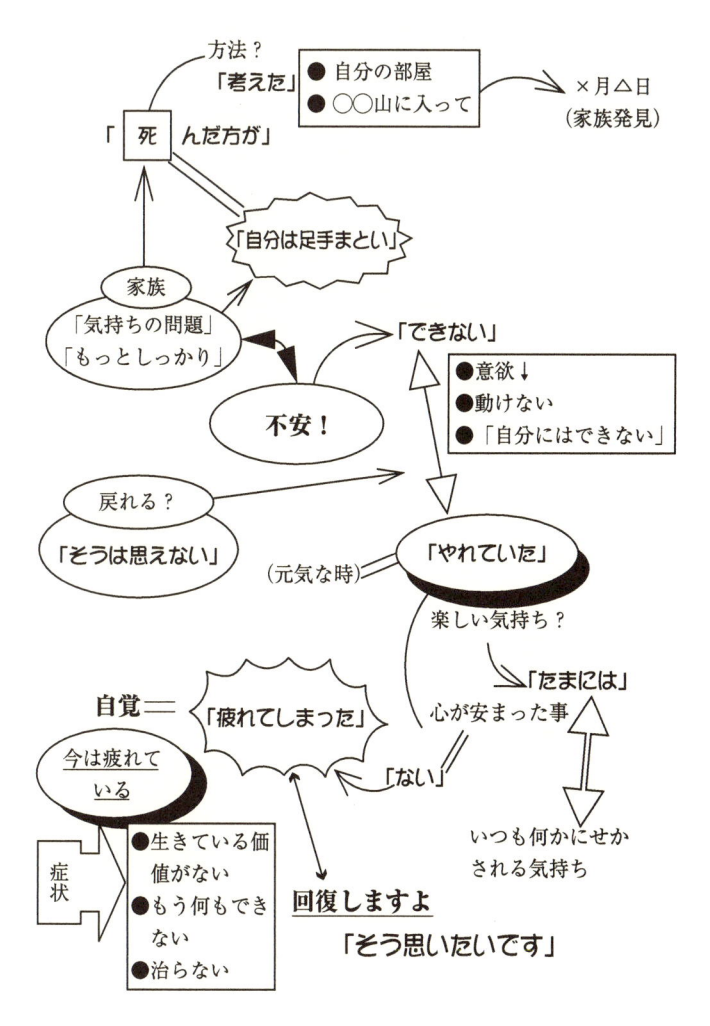

症状
●生きている価値がない
●もう何もできない
●治らない

回復しますよ
「そう思いたいです」

図4　図解によるカルテ記載の例

「疲れてしまった」と語った。

　治療者は「疲れてしまった」ことの自覚があることを評価し、無力感やもう治らないのではないかという考えは病気の症状からくるもので、取り返しのつかないものではないことを強調した。「回復できますよ」との治療者の言葉に、「自分でもそう思いたいです」と微妙に心境の変化を伺わせたところで面接終了となった。「不安」の訴えに始まり、「(必ず治ると)自分でも思いたいです」という言葉に至るまでの間に、患者が現在おかれている心境と症状が表われていると思われた。

(4)図解の規則

　「記述の規則を知らなくても、パッと見ただけで大体のことがわかる」ことが図解の最大のメリットである。面接の流れの中で、会話や思考に合わせて淀みなく描けることも必要である。いずれのためにも、特別な規則はない方が都合が良い。「わかりやすく」を考えると、簡単な原則として以下の4点があげられる。

　①キーワードを使う：図解にはキーワードのみを使い、会話を逐一記録はしない。患者の言葉は「　」で囲み、治療者の問いかけは末尾に？をつけて区別する。②矢印を利用する：→、←、↑、↓などの矢印は解説・主述・因果関係・連続など多様な関係を表わし、←→は対立を表わす。③強調を工夫する：下線・二重線・波線・丸囲みなどを適宜使う。色分けも有効である。④患者が知らない言葉は使わない：専門用語・症候学の言葉・外国語などは使用しない。

　毎回の記録がこうした図解ばかりでは、カルテとしては相応しくない。患者の必要性に合わせて、時々こうした形式で書くのが良いようである。1回描いた図は、見直すことで何度も利

用できる。

(5)図解のメリット

以上のように図解を用いることには、以下にあげる3点のメリットがある。

第一は、患者の目の前で書き込めることである。会話をそのまま書き残そうとすると、書くために時間がかかる。それを見ながら話を進める患者は意識してしまうため会話が不自然になるし、治療者も気恥ずかしさのために会話がぎくしゃくすることがある。図解により記載の時間を短縮できると、そうした不自然さを減らすことができる。

第二は、さまざまな話題を関連させやすいことである。話が飛んだりもとに戻ったりする場合でも、話題の関連性をまとめながら記録できる。また、患者自身の考えや気持ちの整理がついていない部分については、話し合いながら図式化することで患者自身も治療者もより深く客観的に問題を理解できるようになる。特に治療の転回点で、患者の抱える問題が言語化される時などに、患者と治療者とが現状を確認しながら話を進めるうえで図が役に立つ。治療の進展に貢献できるのである。

第三は、全体の構造を一度に理解できることである。全体を一度に見わたせることは、患者に伝えるうえでも、治療者が大きな治療方針を見失わないためにも、他の精神科医や他科の医師に病状を伝える場合にも、非常に有効である。

Ⅳ 医療チーム（患者・家族と医療スタッフ）が共有するカルテを目指して

1．始まっているカルテの共有

　医療チームとは，医療スタッフだけを指すのではない。疾患や障害に立ち向かう，患者・家族と医療スタッフをあわせたものが医療チームであろう。この医療チームでカルテを共有することは少しずつ始まっている。例えば，糖尿病の場合の血糖値記録や婦人科疾患の場合の基礎体温表など，患者の手による記録を資料としてカルテにファイルすることは普通に行われており，カルテ共有の第一歩であろう。

　カルテ共有の現状は，精神医療も同じである。辛さを書き綴って手渡された患者からのメモを，カルテに貼ることがよくある。言葉として聞いたことを医師が書きつけるより，患者の状態のより忠実な記録・資料となる。筆跡・文字の配置・用紙の様子によっても病状がよくわかることが多い。たとえば，メモ用紙がきちんと折り畳まれていたか，手の中でくしゃくしゃにされていたかは，そのメモの内容以上に患者の病状を端的に映していることがある。振戦を訴える患者に，カルテに文字を書いてもらい記録として残すこともある。医師が記録した内容についても，例えば1年前の前回の病相について「あなたはあの時こんな風に言っていました」と直接見てもらうことで，現在の病相についても理解・納得が進む場合がある。

2．カルテの共有を進めるために

　Ⅳ-1で述べたようなすでに始まっている精神医療における

カルテの共有を，さらに一歩進めることはできないだろうか。

II-1-(2)で述べたように，精神医療においては患者の体験症状が大きなウエートを占めている。疾患の診断も治療効果の判定も，患者が語る体験症状についての情報なしには極めて困難である。現在の診療スタイルでは，体験症状は患者が言葉として語り，それを医師が聞いたうえで，まとめてカルテに書き留めている。この体験症状については，患者が直接カルテに書くという方法が可能かもしれない。

精神医療における体験症状は，もともとは患者の言葉である。そのことは，精神科のカルテ記載に患者が参加する際のハードルの低さを意味している。カルテへの記載への協力を求めることは，患者の治療意欲を高め，病気についての認識を深め，病状評価を確実にすることに役立つであろう。

カルテ共有を進めるうえでは，いくつかの問題がある。病名の告知，病状についての医療スタッフの評価（特に病識に欠ける場合），家族などからの情報の記載，などである。患者の病状について，悪い側面を強調するように記載しがちな精神科における習慣という問題もある。今後，精神科医が考えていかなければならないテーマであろう。

しかし，患者への医療情報の開示について，精神科医はすでに経験がある。処方箋についての経験が参考になるはずである。以前の精神医療においては，投薬内容をなるべく患者に知らせないことが暗黙の了解であった。院外処方箋の発行が増え，誰でも読める日本語で記載されるようになった時，患者が処方されている薬物の名前を知ることで，大きな混乱を心配する向きもあった。しかし実際には，問題は予想していたよりはるかに少なかった。事前の心配は，精神医療関係者のパターナリズム

が過ぎたという面があったのかもしれない。こうした経験をもとに考えるならば、患者・家族と医療スタッフとが共有するカルテは精神科においても夢ではないであろう。

Ⅴ 「わかりやすいカルテ」を目指して

本稿は、大学病院に勤務する精神科研修2年目の医師が、みずからの日々の経験をもとに「診療に役立つカルテを書くにはどうすれば良いか？」について10回の相談を重ねた議論をまとめたものである。書かれてあることの多くは、ベテラン精神科医にとってはすでに経験済みのあたりまえのことばかりである。しかし、新人になったつもりであらためて考え直すと、精神科におけるカルテの問題が、精神疾患の特徴ひいては人間の精神のあり方に深く根ざしていることがわかる。

カルテ記載は、法律的には医師法の定めによるものだが、その目的は「患者により良い医療を提供する」ことである。「わかりやすいカルテ」とは、結局のところ患者に質の高い医療と安心感を提供できるカルテである。患者や家族と主治医・看護やコメディカル・スタッフがカルテを囲み、これまでの病状経過を振り返り、今後の治療方針を話し合うことが、近い将来により広く行われるようになるであろう。そうすることで、患者が病気についてより良く理解し、治療や再発予防により積極的に取り組むことが可能になると考えられる。「医療チームの一員」としての患者である。

［付記］
Ⅲ-3-(1)は栗田澄江先生のご協力によるものです。Ⅲ-3で述べ

たカルテ記載法については,ＭＩさん・ＮＫさんより貴重なご示唆をいただきました。深謝いたします。

なお本稿は,本誌に掲載された以下の2つの原稿とあわせて,群馬大学医学部附属病院における精神科研修のまとめとして作成したものである。[亀山ら：アセスメントの場面―入退院時.精神科臨床サービス,1；204-211,2001.；大森ら：いろいろな臨床場面における治療計画の立て方―入退院時.精神科臨床サービス,1；386-392,2001.]

第7章
当事者とともにまとめる精神科臨床サービス

福田正人*，井上かりん*，桜井剛志*，
伊藤誠*，相原雅子*，竹吉秀記*

抄 録

「精神科臨床サービスの実践をまとめる」というテーマには，「まとめることで出来あがった成果」という要素と，「まとめを作りあげるという作業・過程」という2つの要素がある。医療・福祉スタッフと当事者・家族が，精神科臨床サービスをまとめる作業を協同で行いその成果を共有できると，見失いがちな経過の全体像を掴むことが可能となる。それは今後の見通しを得て，再発を予防するうえで有用である。また，当事者・家族がまとめる作業に関わることで体験の再構成が可能となり，治療・リハビリテーションの主体としての能動的な感覚・意識を得ることができ，行動の変化へと結びつきやすくなる。このように，精神科臨床サービスにおいてそのまとめを当事者・家族と協同で作成し共有することは，当事者中心の精神科臨床サービスの実現に必要であり，エンパワーメントのひとつであると考えられる。

▶キーワード：精神疾患，臨床サービス，まとめ，当事者

ふくだ まさと，いのうえ かりん，さくらい つよし，いとう まこと，
あいはら まさこ，たけよし ひでき
*群馬大学大学院医学系研究科脳神経精神行動学教室

I 精神科臨床サービスの実践をまとめる
　　—成果と作業

　「精神科臨床サービスの実践をまとめる」というテーマには，2つの要素が含まれる。ひとつめの要素は「まとめることで出来あがった成果」のことで，スタッフ間で情報を共有するための臨床記録，他施設に情報を伝えるためのサマリー，専門職に実践を伝えるための解説，などが含まれる。そこで重要となるのは，「何をまとめるか？」(what)，「どうまとめるか？」(how) という点である。

　もうひとつの要素は，そうした「まとめ」を作りあげるまでの過程，つまり「まとめるという作業」のことである。まとめる作業を行うことで，心のなかの認識に変化が生じる。その変化に注目したい。そこでは，「誰がまとめるか？」(who)，「まとめることで何が得られるか？」(why) がポイントとなる。本稿で取りあげるのは，この点である。まとめる作業を行う主体は，医療・福祉スタッフのこともあるし，当事者・家族のこともある。その両者が協同でまとめる作業を行うことはさらに重要で，「患者・家族と共有する情報のまとめ方」ではそのことが述べられるであろう。(精神科臨床サービス，6 (2)，2006 参照)

II 忙しい現場だからまとめる

　現場は忙しい。どうしても，目の前のことに追われてしまう。当事者の訴えを取りあげる，現在ある症状を軽減する，明日の

予定に備える，などなど。そうしたことに誠実に応えようとすればするほど，結果として臨床サービスは「対症療法の積み重ね」になりがちである。少し気をゆるめると，それは「場当たり対応の連続」になってしまう。

そのことは，当事者への対応についてだけでなく，当事者の病状や障害の評価についても同様である。熱心に取り組もうとするほど，前回と比較した違いを強調したくなる。少し改善した，悪化の兆候が見られる，などなど。そうした見方は差分的・微分的なものであるぶん，治療の全体的な文脈や方向性をかえって見失いやすい。

まとめるという作業には，忙しさから来るそうした問題を解決してくれる力がある。「まとめ」という成果を作りあげる過程で，医療・福祉スタッフの心には変化が生じる。それを共有する当事者・家族の心にも変化が生じる。そうした変化が，精神科臨床サービスをまとめることの意義となる。

Ⅲ 当事者とともにまとめる―著者の経験

ここでは，著者の1人が担当した患者と協同して実践をまとめた経験を紹介する（プライバシー保護のため一部改変）。

[受診に至る経過]

初診時26歳の女性。難関国立大学法学部を司法試験受験のための留年2年を経て卒業した後，都市銀行に総合職として入行し丸2年が経過したころであった。就職1年目は非常に楽しく仕事ができていたのだが，2年目に入った約1年前の春から軽うつ状態が始まり，次第に増悪して3カ月前からは「出勤が

辛くてイヤ，まるで闘い」という状態となったとのことでクリニック受診となった。

[初診時の診断]

抑うつ気分・不安・思考力低下・喜びの喪失などの精神症状，不眠・食欲不振・嘔吐などの身体症状を認め，診察室ではずっと涙を流している状態であった。うつ病と診断したが，就職活動や入行1年目にはとても楽しくできていたとの話から，軽躁エピソードには至らないものの双極性障害に近い双極スペクトラム（bipolar spectrum）である可能性を考えた。生育歴を尋ねるなかで，中学2年の時に不調と不眠で「他人は何が楽しいんだろう」と思う時期が1年ぐらい続いたことがあったという。

[治療経過]

双極性うつ病でしばしば見られるように，中等症のうつ状態が遷延したため，銀行は約半年間休職。母親から話を聞く機会があり，小学6年では中学受験を控えていたがよく遊んで楽しくやれていたこと，中学2年時は学校を休まないことに必死で体重もずいぶん減ったこと，就職活動はスケジュールをぎっしり入れてとても楽しそうにやっていたこと，などが確認できた。本人からの話と合わせて，初診後1カ月の時点で主治医がまとめたものが図1である（この時点では最下段はなかった）。

この図からは，①今回のエピソードと中学時代のエピソードが時間経過としてよく似ていること，②時間経過だけではなくそのなかでの本人の心理状態の変化がやはりよく似ていること，③したがって入行3年目の後半にあたるこれからはうつ状態は順調に回復していくことが期待できること，がわかった。この時点で，本人はまだうつ状態が強いながらも復職を焦っている時期であったため，図1から得られた結果については言葉で説

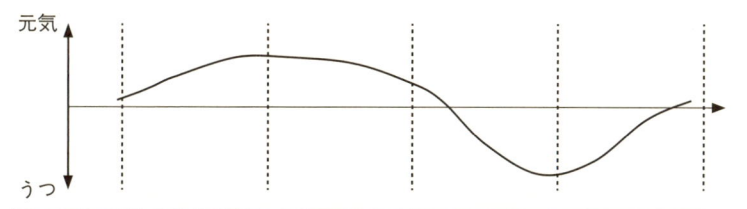

	1年目	2年目	3年目	4年目
時期の特徴	目標に向けて邁進	新天地で伸び伸び	プレッシャーを感じてうつ状態	徐々に改善
第1回エピソード	[小学6年] 中学受験	[中学1年] 学年1位の成績	[中学2年] 自信喪失・体調不調・不眠	[中学3年] 学年の後半は楽に
第2回エピソード	[大学6年] 就職活動	[入行1年] 仕事が楽しくて仕方ない	[入行2年] 不眠・うつ 不安・欠勤	[入行3年] 受診・休職 回復・復職
本人の心理	目標を目指して頑張る充実感	気兼ねなく伸び伸びやれる楽しさ	期待に応えて,やることはきちんとやらねば	(経過を振り返って今後に生かす)

図1　当事者とともにまとめた経過

明するにとどめた。

［まとめの共有］

病状は徐々に改善し，リハビリ出勤を経てフルタイム勤務に戻り，気持ちの面でも少し余裕が生まれた治療開始約1年のところで，この図を本人に示した。コピーを手渡して，家族とともに病気の経過を振り返ってみるよう依頼した。

○本人の言（これをもとに図1の最下段を追加）

「こういう図を見て，自分でも初めて経過がわかりました。本当にこうだったです。中学生の時が同じ経過だったなんて考えもしなかった。母親も同じ意見でした。中学2年の時は『ち

ゃんと学校から帰ってくるか心配なくらいだった』んだそうです」

「受験や就職を目指している時は充実しているんです。そんなに緊張もしないし。新しい環境に入っても，1年目は気兼ねなく伸び伸びできるんですよね。でもそれで評価されると，かえって『勉強や仕事をきちんとやらなければいけない』と思ってしまうんです。そうすると楽しくやれなくなってきてしまうんですね」

「大学では落ち込むことはなかったです。同じように新しい環境だったんですけど。友達と楽しくやれていたのが良かったのかな」

［その後の経過］

フルタイム勤務に戻っても，2カ月を単位とする好調不調の小さな波がしばらく続いた。不調の時でも勤務を休むほどではないが，「朝，仕事に行くのに気が重い。休みの日に外食に誘われても断ってしまう」という。上記のような図表を共有した経験があったので，この小さな波についても同じように話題にすることができた。「4の倍数の月は不調ですよね。来月は少し仕事が捗らないと思っておきましょう」と主治医が言うと，患者もそのつもりで事前に仕事量の調整をすることができた。不調時には危ぶまれた結婚式をその後無事に挙げ，夫のヨーロッパ赴任に同伴して旅立っていった。

Ⅳ　経過の全体を捉える—「まとめ」の効用①

Ⅲの例からわかることの第1は，「まとめるという作業」に「経過の全体を捉える」という効用があることである。

1. 経過の全体を捉えることの難しさ

Ⅱで述べたように、現場での臨床実践には「対症療法の積み重ね」「場当り対応の連続」に陥る危険が伴う。医療・福祉スタッフが、当事者に対して誠実であろうとするほど、サービスについて熱心であるほど、目の前のことにとらわれてしまうという難しさである。後から振り返り経過の全体をまとめることで、その時その時にはわからなかったことが浮き彫りにされてくる。たとえば、初診時に少し違和感を覚えながらも聞き流してしまった患者の訴えは、経過をたどるうちにその重要な意味が明らかになることが多い[1]。

こうしたことは、医療・福祉スタッフの側だけに起こることではない。精神疾患の当事者・家族も、症状や苦痛や障害が強い時にはどうしてもそこに目が行ってしまい、なかなか全体を捉えられない。症状や苦痛や障害が鎮まってくると、そうした嫌なことはあまり思い出したくないし、これからの生活や仕事のことに関心が向いてくるので、やはり全体を振り返ることが少ないのが通例である。

このようなことから、精神科臨床サービスにおいてアセスメントを行い[4]、治療計画を立案し[7]、治療経過を記録する[5]といういずれの段階においても、経過の全体を捉えることの重要性が強調される。

2. 経過の全体を捉えることの有用性

経過の全体を捉えることには、2つの有用性がある。

ひとつは「見通しが得られる」ことである。病気による苦しさに限らず一般に、見通しのない苦痛は耐え難く、見通しのある辛さは感じ方が軽くなり我慢しやすい。今の苦しさがどのく

らいどんなふうに続くかの見通しがわかれば、多少は気持ちが落ち着けるものである。「具合が悪くて病院を訪れる人々の最大関心事は、病気と命と生活の見通しであろう。したがって、医療の専門家に求められることは、おのずと明らかである。受診者のからだやこころに関する心配の性質を把握し、具体的見通しをできるだけくわしく提供することである」[6]

もうひとつは、再発予防に役立つことである。再発予防は心理教育のなかで取りあげられることが多いが[8]、「一般論としての心理教育」だけでは不十分なことが多い。一般論としての心理教育には、自分の経験を相対化でき、悩みを共有することで勇気づけられるという利点があるが、「もうひとつピンと来ない」場合もある。一般論としての心理教育と、個別の当事者ごとのそれぞれの経過に即した「個別化した心理教育」とを組み合わせることで、当事者は初めて納得できる感覚を持てる。そうした体得の感覚を伴ってこそ、再発予防が実現できる。全体の経過をまとめることで、こうした個別の当事者ごとのそれぞれの経過に即した心理教育が実現できる。

3．経過の全体を導くもの

いずれの精神疾患についても、繰り返す再発を振り返ってみると、それぞれのエピソードの経過が共通していることに驚くことが多い。それぞれの時々には、周囲の出来事からの影響や偶然の心理の変化により起きているとしか見えない病状の変化が、実はより長期的な全体の経過に支配されていることがわかる。そうであるからこそ、上述のように見通しを得るためにも再発を予防するためにも、全体の経過を捉えることが有用となる。そうした全体の経過を支配しているのは、ひとつには精神

疾患の背景にある脳機能の変化の特徴であり，もうひとつには人間の行動パターンを規定している人格（personality）の特徴であろうと考えられる。

このように，その時々の偶然に左右されるように見えることが，実はより大きな要因に導かれた経過であることは，精神科臨床サービスに限る話ではない。人間の生涯はその性格の特徴と深く結びついているし（たとえば飯田ら[3]），社会の歴史はその技術や経済の発展に依存している。その時々で生きている日々，起こっている出来事の意味は，後から全体の経過を振り返ることで初めて明らかとなる（「歴史の審判」）。伝記を読み，歴史を学ぶことの意義はそこにある。伝記は個人の歴史である。

Ⅴ 体験を再構成する──「まとめ」の効用②

Ⅲの例からわかることの第2は，「まとめるという作業」に「体験を再構成する」という効用があることである。

1. 体験をみずから再構成する

他人から教えられたこと言われたことと，自ら気づいたこと自分で話したこととは，たとえ内容は同じであっても，本人にとっての意味がずいぶん異なる。内発的・能動的に行ったことは，心の変化をはるかに引き起こしやすい。「教わっているうちはいつまでもよく理解できない，誰かに教えることで初めて身につく」というのは，教えるということに少しでも携わったことがある誰もが体験するところである。精神療法・心理療法において傾聴と洞察が重要とされ，認知療法・行動療法において本人が目標を設定することが強調されるのは，このためであ

る。

　脳の仕組みとしても、そういう違いがあるように思われる。身体感覚については、外界からの刺激は体性感覚野という外側の大脳皮質で処理されるのに対して、身体内部からの内臓感覚はより奥まった島という部位で受容される。随意運動については、外界の刺激に応じて行う運動はやはり外側の大脳皮質である運動前野が担うのに対して、内発的に行う運動は左右大脳半球の向き合った面にある補足運動野が担う。言葉についても、「自分という主体に関係のない、言ってみれば『受動的』な言語理解から、自分という主体が関与するものとしての、いわば『能動的』な言語理解へと、理解を展開する、そのような理解の力」が本当の理解のためには必要であり、そうした機能が脳に備わっていることが、脳損傷患者の言語理解の障害から明らかにされている[10]。

　「まとめる作業」においても、医療・福祉スタッフがまとめた結果を当事者に提供するだけでなく、作業そのものを当事者本人と協同で行うことの意義はここにある。当事者がまとめる作業に参加し、苦痛や症状の経過を振り返ることで、それが自らの体験の再構成へとつながっていく。自分は何を苦しんだのか、それがどんな契機で生じどんな経過をたどったのか、その時にどんな心理であったのか。そうしたことについてメタ認知を通じて、体験が再構成される。

2．体験を人生のなかに位置づける

　こうした再構成の作業は、病状や身辺が落ち着いた時期が良いようである。まだ具合が悪い時、社会への回復の途上にある時には、その時々の苦痛やこれからのことについての心配に目

が行き，過去を振り返るまでの気持ちになれないことが多い。安定が続いて，提供する医療・福祉がマンネリになりそうな頃が適切に思える。

「苦しい思いをしたけど，人間として成長することができました」「自分が弱い立場になったことで，他人を思いやることができるようになりました」「会社と自分の位置関係を考えるうえで良い機会でした」「こうした経験をしなければあのまま全力疾走で突っ走っていたと思います」「マイペースでやろうと思ってます，以前はマイペースがわかっていなかったんです，自分なりの考えをもってやらないとダメですね」など，病気に苦しんだ体験をそれぞれの人生のなかに位置づけた言葉を教えてもらう機会は多い。

3．体験にもとづいて行動を変容する

Ⅲで紹介した患者さんは，まとめるという作業を通じて，自らの不調のパターンを摑み，その心理的メカニズムに気づいていった。先に挙げた次の言葉はそのことを表している。「新しい環境に入っても，1年目は気兼ねなく伸び伸びできるんですよね。でもそれで評価が上がると，かえって『勉強や仕事をきちんとやらなければいけない』と思ってしまうんです。そうすると楽しくやれなくなってきてしまうんですね」

そのようにして内発的・能動的に摑み気づいたことは，心理の変化や行動の変容を引き起こしやすい。この患者さんは，フルタイム勤務まで回復した頃に，自分の行動のパターンとその背景にある性格特徴について，次のように述べていた。本人みずからの力で認知療法を実践し，それにもとづいて有効な対処行動を身につけていったことがわかる。

「職場で朝パソコンを立ち上げると，ワーッと赤い文字が並んでいるんです（未読メールが赤文字で表示される）。前だったらそれを見ると，まず何十通ものメールを全部読んでから仕事に取りかからないと気がすまなかったんです。読むと仕事の依頼がたくさん来ているわけですから，毎日ガーンとなっていたんです。でも最近は，大事そうなメールだけ最初に読んで，夕方まで開封しないメールがあっても，夜になってしまったら『また明日にすればイイヤ』と思うようにしているんです。どうせ仕事はどんどん来るんですから」

「仕事となるとモードが変わっちゃうんです，きちんとやらなければって。周りから求められるとストップがかけられなくなってしまう。良い評価の維持にこだわって，合理的でないほどやってしまうんです。いつも先のことを考えて，安全策をとってからでないと行動できない性格ですよね。自分の軸がないっていうか，自分なりのマイペースを保てないところがあるんです」

Ⅵ 実践のまとめを形にする

以上述べてきたような，「当事者・家族と協同して経過の全体を捉える」ということは，精神科臨床サービスにおいて格別目新しいことではない。精神療法・心理療法，行動療法・認知療法，リハビリテーションのいずれにおいても，当事者と医療・福祉スタッフのやりとりのなかで言葉という形で普通に行われてきていることである。

しかし，それを「まとめ」という文字や図表の形にまで仕上げることは，医療・福祉スタッフのなかに限られることが多い。

認知療法や行動療法に当事者・家族が魅力を感じる理由のひとつは，症状についてのまとめを医療・福祉スタッフと協同で作成し共有するところにある。SSTにおける「注意サイン」，当事者の手になる「当事者研究」[9]，心理教育における「正体不明の声」[2]などは，当事者・家族と協同してまとめを形にすることで，症状への気づきと理解を促進するための先駆的な試みである。まとめる対象を，経過の全体にまで広げることで，まとめの魅力をさらに大きくしていきたい。

こうした試みを実際に行ってみると，医療・福祉スタッフにとってだけでなく当事者・家族にとっても臨床実践がとても楽になる。医療・福祉のスタッフは，経過の全体像を摑んだ臨床サービスを提供しやすくなる。当事者・家族は，臨床サービスに納得しやすいし，自らの体験を振り返ったうえで治療・リハビリテーションの主体としての感覚・意識を持ちやすくなる。このように，精神科臨床サービスにおいて，そのまとめを当事者・家族と協同で作成し，医療・福祉スタッフと共有することが求められてきている。当事者中心の精神科臨床サービスであり，エンパワーメントのひとつである。

［付記］

原稿にコメントをいただいた方々のイニシャルを記し，謝意を表します：E. I., Y. T., E. K., N. A.。

文　献

1) 福田正人，有賀道生，成田秀幸ほか：「してはいけない」とわかっていても「ついしてしまう」こと―精神科臨床サービスの失敗学．精神科臨床サービス，5；302-309，2005．
2) 原田誠一：正体不明の声―幻覚妄想体験の治療ガイド．アルタ出

版,東京,2002.

3) 飯田真,中井久夫:天才の精神病理―科学的創造の秘密.中央公論社(現在は岩波現代文庫に所収),1972.
4) 亀山正樹,松本武士,柴田信義:アセスメントの場面―入退院時.精神科臨床サービス,1;204-211,2001.
5) 毛呂裕臣,花岡直木,毛呂佐代子ほか:診療に役立つのはどんなカルテか?―「わかりやすいカルテ」を目指して.精神科臨床サービス,2;6-16,2002.
6) 岡崎祐士:見通し.こころの科学,118;1,2004.
7) 大森一郎,結城直也,宮田洋志ほか:いろいろな臨床場面における治療計画の立て方―入退院時.精神科臨床サービス,1;386-392,2001.
8) 大森一郎,上原徹,福田正人:心理教育(サイコエデュケーション).精神科臨床サービス,3;43-47,2003.
9) 浦河べてる:べてるの家の「当事者研究」.医学書院,東京,2005.
10) 山鳥重:言語理解における能動的な心の構え.山鳥重:脳からみた心.NHKブックス,東京,1985.

第8章
精神科臨床における失敗の特質と意義
―― 失敗が支える臨床サービス ――

福田正人*, 大舘太郎*, 熊野大志*,
平岡敏明*, 黒崎成男*, 野崎裕介*

抄 録

　精神科臨床における失敗の特質と意義を以下の8点にまとめて述べた。①失敗はわかっているのに「ついしてしまう」という形で現れやすい。②実学である精神科臨床サービスにおいて失敗の積み重ねは本質的な過程である。③失敗をなくしていくためには見通しを持つことが重要である。④しかし失敗を認識し評価することは意外に難しい。⑤失敗を生かすためには形として残すことが重要である。⑥失敗を生かすことが難しいのはそれが情意の反応として実感され意識化しにくいことに由来する。⑦精神科臨床サービスを向上させるために失敗を当事者と共有できるシステムが必要である。⑧当事者が感じている失敗を共有し援助できる工夫と仕組みが求められる。

▶キーワード：精神科臨床サービス, 失敗, 実学（応用科学）, ソマティック・マーカー

ふくだ まさと, おおだち たろう, くまの ひろし, ひらおか としあき,
くろさき しげお, のざき ゆうすけ
* 群馬大学大学院医学系研究科脳神経精神行動学教室

I 精神科臨床サービスにおける失敗学

本特集「〈失敗学〉から学ぶ精神科臨床サービス」が提案されたひとつのきっかけは,以前の特集「精神科臨床サービスの質を高めるために『してはいけないこと』」(第5巻3号)に著者らが執筆した「『してはいけない』とわかっていても『ついしてしまう』こと—精神科臨床サービスの失敗学」[3]であった。

1. 精神科臨床サービスにおける失敗学の意義と必要性

精神科臨床サービスにおける失敗学の意義と必要性を,そこでは次のようにまとめて述べた[3]。

> 精神科臨床サービスにおいて,「してはいけない」とわかっていても「ついしてしまう」ことを,「事実を尊重しない」「将来を見通さない」「過去を生かさない」「他人を信じない」「先人に学ばない」「治していると思う」の6項目にまとめて述べた。こうした失敗学は,精神科臨床サービスの質の向上のために重要であるが,まとまった形で学ぶことも,意識的な形で教えることも少ない。それは,失敗学が実践のなかで手続記憶として学習される抑制機能であることに由来すると考えられる。
>
> 失敗から学ぶ過程をより意識化し体系化するために,ベテランの経験と新人の発想を組み合わせて,失敗の責任ではなく原因を明らかにする仕組み,明らかになった原因を共有して将来に生かすための工夫を,「精神科臨床サービスの失敗学」というシステムとして構築することが必要である。　　　　　　　　(抄録)

2．失敗体験から学ぶ過程の特徴と難しさ

こうした失敗体験から学ぶ過程の特徴と難しさについては，次のように説明した[3]。

> いずれも，基本的で当然のことで，ある程度の経験を積んだ精神医療・福祉のスタッフであれば，誰でも知っていることばかりである。それでも，こうしたことを「ついしてしまう」のはどうしてだろうか。……こうした医療・福祉の基本を，意識的な形で教え学ぶ機会が少ないことが，ひとつの理由だと思う。ここに挙げたことはいずれも，個別の場面で先輩から教えられ，自分の経験をとおして身につけていく。つまり，実践のなかで手続記憶として学習される。「自分でも意識しない」「できるけれども説明できない」ということは手続記憶の特徴である。このため，まとまった形で学ぶことも，意識的な形で教えることも少ない。
>
> ……「してはいけない」ことは，失敗を通じて身につけることが多い。成功のためにすべきことは，正統とされる教育において知識という形で学ぶが，失敗を避ける術は，経験のなかで体で覚える。失敗から学ぶ過程をより意識化し体系化することは，意外に難しい。失敗学がいろいろな分野で強調されるのは，そうした難しさの裏返しである。医師国家試験の禁忌問題，研修医向けの「ご法度集」は，医療分野において失敗から学ぶことを意識化するための工夫である。

Ⅱ 臨床サービスは失敗の積み重ねである

精神科に限らず，日々の臨床を失敗なしに行えることは，医療・福祉における理想である。しかし現場の実践は，成功の連

続ではありえない。それどころか，自分の臨床を振り返ると，診断についても治療についても失敗ばかりが思いあたる。それは，臨床サービスのための知識・技術・経験が不足して未熟であることがひとつの理由だが，それだけではない。そもそも，臨床サービスは失敗の積み重ねを本質としている。

1．基礎科学と応用科学（実学）

医療・福祉は応用科学（実学）である。科学を基礎科学と応用科学に分けるとき，その最も重要な違いは「未知の部分」をどう取り扱うかである。基礎科学は未知の部分を可能な限り排除して実験を行い理論を解明・構築するのに対して，応用科学は未知の部分を含む対象の全体に働きかけ実用に供する。

医学とはまったく別の分野を考えると，そのことはわかりやすい。例えば，相対性理論と量子力学による原子力エネルギーの原理の確立は基礎科学であり，その原理にもとづく原子力発電所の建設・運営は応用科学である。原子力発電所を実用化するためには，原子力エネルギーの原理の解明が必要なだけでなく，放射能や振動による金属やコンクリートの劣化など，理論的に解明しつくされていない数多くの問題への対策を考えなければならない。さらには，原子力発電の経済性，建設についての合意の形成，核廃棄物処理の安全性など，社会的な側面までをも扱って初めて建設・運営が可能となる。そこでは，正解が最初から明らかなわけではない。

2．実学としての臨床サービスにおける失敗

こうした特徴は，医療・福祉という実学においても同様である。症状について，病歴について，性格について，生活背景に

ついて，検査結果について，そうした当事者のすべてを，医療・福祉スタッフが知ることはできない。臨床サービスの初期の段階で知ることができないだけでなく，どの時期であっても未知の部分は残る。ひとりの当事者を長く担当していると，いつになっても初めてわかることがある。そのように未知の部分があるなかで，医療・福祉サービスを提供していく。それが，実学としての臨床サービスである。

　実学において，失敗は避けて通れない。避けて通れないだけでなく，失敗の積み重ねこそが実学の過程である。失敗はミスではない。ミスは，すでに解明が終えたことについて，正解がわかっていることについて，誤ることである。人間の精神という，解明が尽くされていない対象，すべてを知ることができない対象について，精神科臨床サービスは事前に正解を用意できない。たとえ一般論としての正解がわかっている場合であっても，個々の当事者ごと，個別の状況ごとの正解は明らかではない。失敗の積み重ねは，実学としての臨床サービスにおける本質的な過程である。

3．臨床サービスは発見的 (heuristic) な過程である

　失敗のあり方は，定式化の程度と関連が深い。臨床サービスのなかでも精神科の臨床サービスは，定式化できる程度が他の医療・福祉分野より低い。臨床症状や生活機能の評価，治療法や援助法の選択，その効果の評価，いずれについても他科ほどには定式化できない。教科書やガイドラインの記載にしたがい，得られた情報にもとづいて，すでに確立された手順を適用する，そうした方法が有用となりにくい。

　そのため精神科臨床サービスには，発見的 (heuristic) な

側面が強い。現実から与えられた正解が明らかでない問題について，経験と知恵と洞察を動員して解決法を探っていく，そうした発見的な過程である。精神科の臨床サービスは，定式化の程度が低く，発見的な側面が強い分野である。

発見的という意味は，それまでに知られていない新しい方法を初めて見いだすことではない。そうではなく，診断についての判断，治療やリハビリテーションについての選択を，個々の当事者ごとの事情や条件に見合うように組み合わせ探っていく過程を指す。発見的な分野であるほど，その過程での失敗は避けがたい。発見のために，試行錯誤が必要となるからである。エビデンスは，そうした発見的な努力を後から検証する。確立された治療法や援助法の普及を支えるのがエビデンスであり，新しい治療法や援助法を生み出すのは発見的な創造である[1]。

Ⅲ 見通しと失敗

経験を重ねると失敗が少なくなる。知識や技術の増大だけでなく，判断についての改善が大きい。生じた結果を知ったうえでの判断（フィードバック）は，正確であるかもしれないが，タイミングが遅くぎこちない。生じるであろう結果を見通し予測しての判断（フィードフォワード）は，速やかでスムーズであり，反復によりたちまち正確さが増していく。初心者の判断はフィードバックに頼らざるをえず，熟練者の判断にはフィードフォワードが増していく。

1．見通しをもつ

精神科にかぎらず，初心者の臨床サービスは見通しがきかな

い。どんな症状がありそうか，この薬を処方するとどうなるか，働きかけをするとどういう反応が返ってくるか，1カ月後にどうなっているか，そういうことはやってみないとわからない。極端に言えば，場当たり，出たとこ勝負，である。そうした判断のなかでは，失敗は避けがたい。

経験を重ねるにつれて，見通しがもちやすくなる[2]。たぶんこういう症状が隠れているだろう，この薬で何日後にはこんな効果が出るだろう，こう話をするとこんな波紋が生じるかもしれない，1カ月後にはこのくらいの生活ができるようになっているだろう，そうした見通しが持てるようになる。その見通しを当事者や家族に伝えて，安心と心構えを持ってもらうことができるようになる[7]。

2．見通しにもとづいて失敗を減らす

見通しは常に正しいわけではない。しかし見通しがあることで，そこからのずれとして失敗を速やかに正しく評価しやすくなる。頭のなかのイメージからのずれとして，「この点は予想外だな」と速やかに気づき，「どうしてだろう」と正しく評価できるようになる。次の手順について，「だったらこうすればいい」と適切な対処法を考えやすくなる。

このように，見通しを持てると失敗を速やかに正しく評価できるようになる。見通しを手がかりにすると，適切な対処をすぐにとれるようになる。生じた失敗にそのように対応できると，次の失敗を減らすことができる。こうして，見通しが失敗を減らしてくれる。フィードフォワードの過程である。

3. 見通しを獲得する

見通しを持つためには，経験が不可欠である。経験を重ねることで見通しを持てるようになるのはどうしてか。何がどう変化すると，見通しが持てるようになるのか。経験を積んだ専門家は誰でも身につけていることだが，後輩にその方法を説明しコツを伝えることは難しい。

失敗について，見通しを持つことについて，教科書やガイドラインの記述は少ない。書かれてある内容の多くは，正しい知識であり，うまく進んだ事例である。そこから見通しを持つことを身につけ，失敗学を学ぶことは難しい。見通しを持てるようになるためには，自分自身で経験を重ね（手続記憶），先輩のやり方を見て学び（観察学習），雑談のなかで教えてもらう（耳学問），そうした過程が必要なように思える。そのなかで，「見通しを持つことに意識的になる」（意識化・言語化）と，見通しの獲得が促進される。

Ⅳ 失敗を認識し評価する

失敗の積み重ねは，精神科臨床サービスの本質的な過程である。それを，残し，生かし，伝えるためには，その失敗の認識と評価がまず必要となる。失敗を正しく認識し評価することは，意外に難しい。「偶然」「運が悪かった」「仕方なかった」，当事者だけでなく医療・福祉スタッフもそう思いたくなる。それを避けるためには，失敗を評価し認識するための工夫が必要となる。ひとつの例として，重大な行動化についての著者らの試みを紹介する。

1. 重大な行動化をめぐる失敗

　神経変性疾患と異なり，精神疾患そのものが当事者の生命を奪うことはほとんどない。しかし残念なことに，精神科臨床サービスにおいては当事者自身が重大な行動化に走り，最悪の場合は自殺企図が既遂にいたる。正式に報告されている分だけでも，自殺は日本の死因の第6位である。そういう重大な行動化を予測し予防したいと考える。

　一般人口における自殺既遂の危険因子として，自殺未遂歴・精神疾患・孤独・男性・高齢・喪失体験・自殺の家族歴・事故傾性などが知られている。しかし，精神科臨床サービスにおいて知りたいのは，こうしたことだけではない。その当事者が「いつどんな方法でどの程度に自殺を図りそうか」，そのことを見通せるようになりたい。それを予防に結びつけたい。

　苦い経験を振り返ると，予測できた自殺は防げることが多い。結果論かもしれない。しかし，既遂となってしまうのは虚を衝かれる場合である。「本人からの訴えがなかった」と事前のサインを見逃す，「大袈裟な訴え」と本人の言葉を取りあげないなど，いずれも治療者側の否認の心理が働いている。その心理が虚を衝かれた感覚に結びつく。

2. パターンに気づく

　頻回なリストカットのような場合には，意識しなくてもそのパターンに自然に気づく。しかし重大な行動化の直後には，後悔ばかりが先にたって冷静に振り返ることが難しい。少し時間がたつと，辛い感情が残るいっぽうで，そうした失敗を忘れたくなる。意識的に振り返ることが必要となって初めて，気づかなかった行動化のパターンが見えてくる。

自殺を図るのは，どんな精神状態の時か（例：軽躁状態からうつ状態への変化とともに妄想が強まった時に），どんな場所を選ぶか（例：いつも自宅の納屋で），どんな方法をとるか（例：手近な市販薬を大量に服用して），どのくらいの重大性か（例：一見は確実性が薄そうなやり方で），どんなタイミングか（例：身近な人が自宅にいる時に），事前の表明はあるか（例：「もうあんなことはしません」と言葉では否定をして），直前の徴候があるか（例：まったく変わったところがないままに），事後に病識を持てるか（例：病気のせいであったとは認められない）。そうしたことをまとめてみると，毎回の行動化の特徴が共通していることに驚くことが多い。

3．パターンを支配するもの

　重大な行動化のパターンが驚くほどに共通している理由は2つある。

　ひとつは，重大な行動化が気まぐれや偶然や不運によるものではなく，精神疾患と性格特徴に規定されたものだからである。1回1回の行動化は，その時々の偶然の出来事や，ちょっとした気持ちの変化に左右されているように見えることが多い。しかし実際には，より大きな精神疾患の力に，そして性格の特徴に支配されていることが多い。上に例示したように，実際の行動に踏み切るのは，病状の一定の時期に限られ，決まった人間関係のあり方をきっかけとしていることが，意外に多い。

　もうひとつは，重大な行動化が行動の選択肢が狭まっている時に生じるからである。精神的変調のために精神的な視野が狭まり，そのためもはやそこにしか出口がないように思えてしまう。重大な行動化はそうした時に生じる。そういう状況では，

自由に柔軟な発想をするゆとりはない。行動の選択肢が限られて感じられる。そのため、同じパターンの行動を繰り返しやすい。

Ⅴ　失敗を形にする

失敗を残し，生かし，伝えるために必要な，失敗の正しい認識と評価についてⅣ節で述べた。そこで明らかになった知恵を生かすためには，誰にでもわかるようにそれをまとめ，形にすることがひとつの方法である。

1．重大な行動化のパターン評価用紙

重大な行動化のパターンに気づき，記録に残し，その後に生かすために著者らが試作したのが，「重大な行動化のパターン評価用紙」である（図1）。Ⅳ節の2で述べた項目を評価し，それにもとづいて対策を立てる，そうした過程を意識化することを目指した用紙である。臨床の現場で実際に利用しやすいよう，記入する項目数と分量を最低限にしぼり，1枚の紙に簡潔にまとめることを優先した。

重大な行動化についての記載は，普通それが生じた月日のカルテに詳細に行う。そのようにカルテのあちこちに分散して書いた内容を，1枚の用紙にまとめて全体を一覧できるようにしたことがポイントである。この用紙に書き込むことで，忘れていた事実を思い起こし，盲点になっていた特徴に気づき，重大な行動化のパターンを意識化できる。全体を一覧できることで，気づかなかったパターンが見えてくる。

行動化は同じパターンをとりやすい＝それを予防と治療に生かす

年齢	内容	重大性	精神状態	場所	タイミング	事前の表明	直前の徴候	事後の病識

評価	内　容	
	重大性	
	精神状態	
	場　所	
	タイミング	
	事前の表明	
	直前の徴候	
	事後の病識	
対策	危険の評価	
	観察項目	
	具体的対策	
	治　療	

図1　重大な行動化のパターン　評価用紙

2．形にすることでわかること

身体疾患については，アレルギー歴・禁忌薬・感染性疾患・重要な既往歴を1枚の紙にまとめ，カルテの最初の部分に綴じ込んでおくことは，どの施設でも実行している常識である。ところが，重大な行動化について簡潔にまとめ，その結果を1枚の用紙で一覧できるようにしておく，そうしたことをこれまで

考えたこともなかったし実行もしてこなかった。自分でもあきれる。

　失敗を正しく認識・評価し、それを形として残すという、精神科臨床サービスにおける失敗学の必要性を、この経験はよく表している。形にすることで、失敗は意識化され、学びやすくなり、共有することができるようになる。形にすることで、失敗は無駄な回り道ではなく、その後の臨床に生かせるものとなる。失敗学は精神主義ではない。形にすることで、実際に役立つ技術となる。

Ⅵ　失敗学の脳機構

　ここまで、精神科臨床サービスを失敗学の視点からみてきた。ここでは立場を変えて、失敗学を精神科臨床サービスの視点から考えてみる。そうすることで、精神科臨床サービスにおける失敗を、精神科の専門家として捉え直すことができる。

1．失敗と成功
　失敗と成功は、言葉のうえでは対概念である。しかし、人間を含む動物にとって、その2つが持つ意味は対称なものではない。失敗を避ける、同じ失敗を繰り返さないことは、動物が生き抜くために不可欠なことである。成功を続けて困難を上手に切り抜けることは理想だが、その前にまず失敗のないことが必要となる。

　精神科臨床サービスを考えても、そのことは変わることはない。当事者を「良くしよう」と考える前提として、「悪くしない」方法を検討しておくことが大切である。表面に目立つ成功

を支えるのは、失敗を避けるための地道な積み重ねである。サービスが難渋している時には事態を一挙に解決したくなる。そういう時ほど、「悪くしない」発想が重要となる。

2. 自覚しにくい失敗の経験

失敗を避けることは、動物が生き抜くために不可欠なことなので、その体験は記憶に深く刻み込まれる。理性的な知識として記憶されるだけでなく、感情をともなった実感として記憶される。言葉として自覚できる知識としてよりも、体感としか言いようのない独特の感覚として記憶される。

そのため、失敗の経験は自覚しにくい。実際の行動はその経験の影響を受けているのだが、その影響を意識化して自覚することが難しい。他人に説明しようとしても言葉にしにくい。むしろ、理性の抑制がはずれた時のほうが、自然と頭に浮かんでくる。休憩時間の何気ない雑談、酒の席での思い出話、そんな場面で思いがけず言葉にできる。そうした話は、教科書に載っていない耳学問として、聞く側の心に残りやすい。

精神科臨床サービスの専門家として振り返れば、失敗のこうした特徴は当たり前のことであった。失敗の体験が心の奥深くに刻み込まれること、その記憶は普段は意識されないこと、意識されなくても行動を背後から支配していること、そうしたことは精神分析の理論を持ち出すまでもない、人間行動の常識的な法則である。

3. 失敗体験の脳機構

生きていくために大切な失敗は、脳においてどう処理されるのか。

脳では，成功体験を支える報酬系は快感情と結びつき，失敗体験を担う恐怖・嫌悪系は不快感情と結びついている。快感情は知的な情報を担う大脳皮質において，不快感情は情意の情報を担う皮質下構造で，おもに処理されるらしい。失敗と関連する不快感情のほうが，系統発生的に古い深部の脳構造で処理される。

失敗の体験はそのぶん自覚しにくい。意識的な記憶としてよりも，無意識のうちに行動を支配する手続記憶として保存される。外界に対象化された記憶としてよりも，自分でも制御しにくい内的な身体感覚として体験される。失敗と関連する「何となくイヤな感じ」「予感がする」というのは，そうした身体感覚を指す。

人間は，意志決定や行動選択を効率的で迅速に行うために，情動反応や自律神経反応を手がかりとして利用している。利用しているのだが，そのことは意識にのぼらないことが多い。こうしたことが最近の脳科学の進歩により明らかにされ，この情動反応や自律神経反応をソマティック・マーカー（somatic marker）と呼ぶようになった。日常感覚としては，「体の感覚が何となく教えてくれる」と言えばよいだろうか。前頭葉眼窩部・腹内側部がその機能を担っているという。

記憶されたそのような体験を，自覚化し意識化するにはどうすればよいか。そのために必要なのが，言葉にすること（言語化），形にすること（外在化）である。大脳皮質の働きが感情という形で皮質下構造に支配されている状況から，言葉や形を利用することで大脳皮質が皮質下構造の機能を調節できるようになれる。

Ⅶ 失敗を共有する

　精神科臨床サービスで生じる失敗を，今後のために生かしたい。若いスタッフの教育に役立てたいし，稀だが重要な失敗については誰もが学びたい。自分自身が経験する失敗の範囲は限られているので，失敗の共有が必要となる。

1．難しい失敗の共有

　気心の知れた仲間であれば，失敗の共有は難しくない。たとえ事実を共有していなくても，ちょっとした話だけで気持ちが通じる。自分のしていることに何となく不安を覚えた時に，相談する場も作りやすい。相談することで，その気持ちが何であるかがわかるし，失敗の前兆を捉えることもできる。失敗を認識する辛さ，失敗を恐れて萎縮する気持ちが，そうすることでいくぶんかは和らぐ。しかしそれを，不特定多数を対象にしたり，公式の場で行おうとすると，途端に難しくなる。失敗という情意の領域の出来事を，「気心の知れない」相手と共有しようとするからである。

　インシデントやアクシデントのレポート制度は，どこの病院でも行われるようになった。しかしその多くは「反省文」になりやすい。情意の領域の出来事には，反省という精神主義がよく似合うからである。しばしば看護が犠牲になる。より良い臨床サービスを提供したい，当事者の役に立ちたいという使命感を挫いて，働く意欲と自尊心を損なうことに役立っているという，レポート制度の残念な現実がある。インシデントやアクシデントに至らない数多くの失敗について，同じ状況を起こして

はならない。

2. 形に残すことで共有する

レポート制度がうまく機能するのは、得られた教訓を何らかの形にできた場合である。血管への誤注入を防ぐためにラインの途中にあるコネクタの形を変えて接続できなくする、強力な作用をもつ重要な薬剤は商品名ではなく一般名で表示するなど、形にできた教訓はいつまでも生きる。罪悪感や精神主義の問題ではないことが、その形を目にすることで明らかになる。

精神科臨床サービスにおける失敗は、こうした身体科における失敗よりも教訓を形に残しにくい。形に残しにくいからこそ、サービスに携わるわれわれが知恵を出し合う必要がある。V節で述べた「重大な行動化のパターン評価用紙」は、そのひとつの試みのつもりである。

こうした工夫を日本全体で共有できないか。精神科臨床サービスに携わるスタッフが、みずからの失敗から得た教訓を形にし、それをホームページにアップロードする。その成果を、誰もが自由にダウンロードできる。定期的にそれを書物として刊行する。使用は自己責任である。精神科臨床サービスの失敗を形に残す、そうしたシステムの設立は臨床サービスの向上に役立つ。

3. 失敗を当事者と共有する

精神科臨床サービスにおける失敗の共有を、スタッフ同士の間だけでなく、サービスを受ける当事者にまで広げたい。精神科臨床サービスの経過[6]や教訓[4]や目標[2]の共有に加えて、失敗を共有できる可能性を試みたい。身体治療の領域では、例えば

「点滴のボトルの氏名を患者本人も確認する」という形で，失敗を共有してその教訓を生かす試みが少しずつ始まっている。過失責任や損害賠償という難しい問題はあるが，精神科臨床サービスの主体である当事者にも，失敗の共有という作業に加わってもらいたい。

そのことを実現するポイントは，臨床サービスの過程そのものを当事者と話題にできることのようである[8]。「最初の段階では強迫性障害という病気に近そうだとお話ししましたけれど，そのもとには躁うつ病がありそうです」「この薬が一番あっていそうだと判断して処方しましたけれど，あまり効いてくれませんでしたね」「自立に挑戦してうまくいく可能性が半分ぐらいと相談して踏み切りましたけれど，残念ながら悪いほうの予想が当たって再発してしまいましたね」，このようにスタッフの思考・判断の過程を話題にしておけると，その結果として生じた失敗についても当事者と共有しやすい。

Ⅷ 失敗を感じている当事者を援助する

ここまでの話は，医療・福祉のスタッフによる失敗の話であった。失敗には罪悪感・自責感を伴うから，自分たちの失敗ばかりを考えやすい。しかし失敗の感覚は，医療・福祉のスタッフに限らない。当事者自身が失敗をより痛感していることが多い。「また再発してしまった」「何が悪かったんだろう」という思いである。

そうした当事者が，失敗を認識し，受容し，生かし，乗り越える過程を援助する，そのことがスタッフに求められる。失敗したという思いをもつ当事者を援助するために，失敗を感じて

いる当事者とその失敗を共有することが必要となる。

　失敗を共有できると，当事者も精神科臨床サービスの主体としての気持ちを持ちやすくなる。当事者中心の精神科臨床サービスの実現に近づくことができる。精神科臨床サービスにおけるスタッフの失敗，当事者の失敗，そのいずれをも当事者とスタッフとが共有できる雰囲気と仕組みを広げていく，そのことがこれからの課題である。

文　献

1) 福田正人，菊地千一郎，林朗子ほか：精神科治療ガイドラインの有用性と問題点―疾患の普遍性と患者の個別性．精神科治療学，16；245-250，2001．
2) 福田正人，赤田卓志朗，岡崎祐士：治療の中断．こころの科学，115；55-60，2004．
3) 福田正人，有賀道生，成田秀幸ほか：「してはいけない」とわかっていても「ついしてしまう」こと―精神科臨床サービスの失敗学．精神科臨床サービス，5；302-309，2005．（文献5に収載）
4) 福田正人，井上かりん，桜井剛志ほか：当事者とともにまとめる精神科臨床サービス．精神科臨床サービス，6；118-123，2006．（文献5に収載）
5) 福田正人：精神科の専門家をめざす―「精神科臨床サービス」自選集．星和書店，東京，2007．
6) 毛呂裕臣，花岡直木，毛呂佐代子ほか：診療に役立つのはどんなカルテか？―「わかりやすいカルテ」を目指して．精神科臨床サービス，2；6-16，2002．（文献5に収載）
7) 岡崎祐士：「見通し」．こころの科学，118；1，2004．
8) 大森一郎，結城直也，宮田洋志ほか：いろいろな臨床場面における治療計画の立て方―入退院時．精神科臨床サービス，1；386-392，2001．（文献5に収載）

第9章
「してはいけない」とわかっていても「ついしてしまう」こと
―精神科臨床サービスの失敗学―

福田正人*，有賀道生*，成田秀幸*，高橋啓介*，須田真史*

抄　録

　精神科臨床サービスにおいて，「してはいけない」とわかっていても「ついしてしまう」ことを，「事実を尊重しない」「将来を見通さない」「過去を生かさない」「他人を信じない」「先人に学ばない」「治していると思う」の6項目にまとめて述べた。こうした失敗学は，精神科臨床サービスの質の向上のために重要であるが，まとまった形で学ぶことも，意識的な形で教えることも少ない。それは，失敗学が実践のなかで手続記憶として学習される抑制機能であることに由来すると考えられる。失敗から学ぶ過程をより意識化し体系化するために，ベテランの経験と新人の発想を組み合わせて，失敗の責任ではなく原因を明らかにする仕組み，明らかになった原因を共有して将来に生かすための工夫を，「精神科臨床サービスの失敗学」というシステムとして構築することが必要である。

▶キーワード：精神疾患，医療，福祉，失敗，手続記憶

ふくだ　まさと，ありが　みちお，なりた　ひでゆき，たかはし　けいすけ，
すだ　まさし
*群馬大学大学院医学系研究科脳神経精神行動学教室

I 基本と形式

　熟練を要する分野では，経験を重ね実力が高まるほど，「基本」と「形式」が強調される。学問における知識と論理，スポーツにおける体力とフォーム，芸術における技術と型。基本とはその分野の基礎的な要素であり，形式とはその組み合わせを先達が洗練して定式化したものである。『形式は外在化された精神の構造である』。こうした基本と形式のうえに，個性の発揮と新たな発展がある。

　精神疾患の医療・福祉も例外ではない。精神科臨床サービスの質を高めるための秘訣は，基本に忠実であり，形式を身につけること以外にはない。熟練するほどに，そうである。しかしそれが難しいことは，学問・スポーツ・芸術においてと変わるところはない。基本と形式から逸脱して，「してはいけない」とわかっていても「ついしてしまう」ことがある。そうした誰でも経験する「ついしてしまう」ことをまとめ，日々の臨床サービスをより良いものにするために生かすことが，本稿の目的である。

　以下，「事実を尊重しない」「将来を見通さない」「過去を生かさない」「他人を信じない」「先人に学ばない」「治していると思う」の6項目にまとめて述べる。いずれも，著者らが日々の診療で「ついしてしまう」こと，毎日反省していることばかりである。

II 事実を尊重しない—病状を知ること

事実の尊重は、科学の基本である。精神疾患の病状の把握においても、事実の尊重が基本である。しかしそれが難しい。
『事実が私を鍛える』

1．患者の訴えを聞かない

患者が訴えることでも、医療・福祉スタッフにとって重要と思えないことについて、注意を向けなかったり、無視してしまうことがある。たとえば、症状についてよりも「診察室の声が聞こえてしまう」ことにひどくこだわるうつ病患者。

しかし、重要性の感じ方に患者とスタッフとでずれが生じるところには、患者の価値意識の特徴が表われる。後になって、患者にとってのその意味がわかることが多い。この患者は、表面上の強気な人柄とは裏腹に、対人関係への極端な過敏さがあった。（狭い意味での）精神医学において重要とされない患者の訴えに耳を傾けることの意味は、そこにある。

2．繰り返す訴えに耳を貸さない

患者が同じ訴えを繰り返すことがある。たとえば、身体のささいな不調にこだわる身体表現性障害患者。最初は傾聴に努めるのだが、次第にしつこいと感じる気持ちが出てしまい、訴えの内容に耳を貸さなくなる。そのエネルギーに圧倒される気持ちにもなる。すると訴えは、ますます強まる。

患者が訴えを繰り返すのは、そのことが苦痛だからだけではなく、それにとらわれて精神世界が狭くなり、しかも訴えを続

けるエネルギーは保たれているからである。精神世界をふたたび広げることにそのエネルギーを向けることができれば、訴えは広がりを持つようになる。そう話題にできると良い。そのためには、狭小化したスタッフの方の気持ちも広げる必要がある。そうすれば、繰り返す訴えに隠れた身体疾患を見逃すことも減ることになる。

3．気づいた変化を無視する

医療・福祉施設で、患者や家族のちょっとした変化に気づいても、「人間だからそういうこともある」とその意味を考えることなく見過ごしてしまうことがある。たとえば、いつになく早く施設に来た統合失調症患者。

しかし、そうしたささいな変化にも何らかの意味があることが多い。人間の行動が、何の理由もなく変わることはない。本人がその理由に気づいていない時ほどその意味は深く、そのことは後になってわかる。そうした理由に思いをめぐらすことなく、気づいた変化を無視することは、治療と回復の貴重なてがかりを逃すことにつながる。

4．患者を教科書にあてはめる

患者の訴えや行動が定型的でないとき、事実を曲げてそれを教科書の記述にあてはめて考えたくなることがある。たとえば、うつ状態であるのにインターネットに午前2時まで熱中するうつ病患者。人格の問題が大きく「神経症的」と考えがちである。

しかし、soft bipolar という考え方が出てきてみると、軽い双極性障害のうつ病相における過活動と熱中性の反映であることがわかる。時代とともに書き換えられるのは教科書であり、

時代を超えてゆるぎないのは事実である。『地図は現地ではない』

Ⅲ 将来を見通さない
　　――回復の計画と見通しを立てること

　「精神科の診療で何を大事に考えていますかと，もし聞かれることがあったら，即座に『見通し』と答えると思う。いまわかっている病気の見通しに関する知識を，病む人の生活の見通しとともに説明するだけでも，ずいぶん納得してもらえる。不安やうつなどの精神症状の多くは『見通し』に関係しているといってもよい。具合が悪くて病院を訪れる人々の最大関心事は，病気と命と生活の見通しであろう。したがって，医療の専門家に求められることは，おのずと明らかである。受診者のからだやこころに関する心配の性質を把握し，具体的見通しをできるだけくわしく提供することである。しかし，これは容易なことではない。病気の見通しに関する確かな知識を得るのが一番困難なのである」[9]

1．治療の見通しをもたない
　精神疾患患者の苦痛や不便を目の前にしていると，治療は「対症療法の積み重ね」になりやすい。精神疾患については，病因や病態が明らかでないことが多いからである。たとえば，統合失調症患者のなかなか消えない幻聴を治療するためという理由で，次々と増えていく抗精神病薬。しかし，それなりの薬物療法を1年間おこなってもなくならない精神病症状は，治療抵抗性で遷延しやすいことは経験的に知られている。

「治療により，いつ頃までに，どのくらい回復できそうか」，そうした治療の見通しをもたないことが，患者によけいな苦痛と不便を強いることになる。個々の患者ごとに，理想的な治療を行えば病状がいつ頃までにどの程度改善しうるかを予測し見通しをもつことは，忙しい日常臨床のなかでつい忘れやすい。しかもそれは，「予後は決定されていて変えることはできない」という運命論的なものであってはならない。この困難な作業を正しく進めるためには，アセスメントが重要である[6]。

2．治療の計画を立てない

「対症療法の積み重ね」は，悪くすると「場当たり的な治療」になる。たとえば，強い予期不安を訴えるたびに抗不安薬が増えてしまうパニック障害患者。正しい見通しが得られれば，それにもとづいて治療の計画を立てることができる[10]。

できるはずなのだが，忙しさに紛れてと言い訳をして，治療の計画を立てないことがよく起こる。入院診療計画書にも，「薬物療法と精神療法」などと，意味のない計画を書いてしまう。見通しをもつことも計画を立てることも，経験がないと難しい。しかも，どうやって身につけてきたのかを説明することも難しい。その経験を上手に伝えるには，どうすれば良いのだろうか。

3．見通しと計画を説明しない

見通しと計画をもつことができても，それを医療・福祉のスタッフの頭のなかだけに留めて，患者本人には説明しないことがある。たとえば，とにかく辛いと訴えるうつ病患者。「昼間の強い不安と夜の不眠を1～2週間で良くしましょう。1カ月

ぐらいたつと,少しずつ楽になったと感じられるようになります。それからも順々に良くなって,8割ぐらい回復するのは,これまでの経過からすると3〜4カ月ぐらいでしょうか」という簡単な説明が,患者にとってはどれほど道標と安心になることか。

見通しと計画を患者に説明すると,治療・支援をするスタッフも楽な気持ちになれる。見通しと計画そのものを話題にして,患者と一緒に考えられるからである。そうすると,治療の中断も起こりにくくなる[3]。

Ⅳ 過去を生かさない
   ——治療の経過を大切にすること

過去を生かすことの重要性は,社会の歴史にかぎった話ではない。医療・福祉という個人の歴史の経過を生かすことが,これからの医療・福祉をより良いものにする。

1. 初診のカルテをたまに読み返さない

初診・初対面は特別である。患者も医療・福祉スタッフも,「相手のことを知らない」という前提で話をするので,大切な情報がいろいろ交わされる。そのなかには,その時点では重要性がわからない情報も含まれる。2回目以降は,お互いに「知っている」という前提になる。すっかり忘れていたそうした情報を,紹介状や病状報告書や年金診断書を書く時になって初めて思い出すということがよくある。

「よく知っている」患者と思うと,初診のカルテ,初回面接の記録を読み返すことが面倒に感じることもある。しかし,よ

く知っている患者であるからこそ、読み返すことはごく短時間でできる。大切な情報を再発見することがある。たとえば、幼少時の髄膜炎や親族の自殺歴といった事実、あるいはふと気になって書き留めておいた患者の言葉。後から振り返ると、その言葉には患者の病状や性格や価値意識の特徴が込められていたことがわかる。そうした言葉の意味をきちんと捉えることができたか、それにもとづいて治療の見通しや計画を正しくもつことができたか、カルテを読み返すことで自分のサービスを振り返ることもできる。

2. 治療の経過を振り返らない

病状の変化が激しいと、目の前の変化にとらわれてしまう。病状の変化に乏しいと、マンネリになる。長く担当している患者はよくわかっているつもりになり、治療の経過を振り返ることがかえって少ない。たとえば、例年春に再発を繰り返すが抗うつ薬が有効でないうつ病患者[1]。

日から週の単位の変化は、周囲の偶然に影響されることも多い。しかし、月から年の単位の経過には病気と性格の力が大きい。心理的な反応としての小さな波ばかりに注目すると、病気の経過としての大きな波を見逃してしまう。病状の大きな変化を振り返る時には、最小単位は1カ月、もう少し大きい単位は3カ月ぐらいに思える。外来でも入院でもあるいは福祉施設を利用し始めた場合でも、初期の混乱がひとまず落ち着くのが1カ月、ある程度の安定を取り戻すのが3カ月、長期的な安定を得るのが2年ぐらいだろうか。脳の可塑性の時間経過でもある[2]。

治療の経過を振り返るためには、経過図を描くのが良い。思

いがけず仕事の手が空いた5分くらいの時間に描いてみると，新しい発見がある。時々で良いので，カルテの書き方を工夫するという方法もある。前回からの変化を詳しく書くのは微分型のカルテだが，これまでの経過をまとめるのは積分型のカルテである[7]。

3．患者の生活に目を向けない

精神疾患に限らず患者が医療・福祉に求めるのは，症状による自覚的な苦痛を軽減し，日常の生活を回復することである。苦痛の軽減については診察室である程度知ることができるが，日常生活の回復はそのことを話題にしないとなかなか知ることができない。症状が目立つほど，話題はそのことに向かいがちである。たとえば，なかなか登校できないでいる解離性障害患者。

患者の生活に目を向けることの重要性は，DSM-IVでは第V軸として挙げられている。この第V軸「機能の全体的評価 (global assessment of functioning：GAF)」は，「この情報は，治療の計画を立て，治療の効果を評価し，また転帰を予測することに役立つ」「単一の測定値を用いて患者の臨床的改善を全般的な意味で追跡するのに特に役立つ」とされている。日本では「生活障害」という言葉で，このことの重要性が語られてきた[4,5]。

Ⅴ 他人を信じない―チームで治療すること

ここで言う医療・福祉のチームとは，医療・福祉のスタッフのことだけではない。医療・福祉の主体は患者である。医療・

福祉のスタッフは，専門的な知識と技術でその患者の医療・福祉を担いサポートする。患者・家族・医療福祉スタッフのすべてで，医療・福祉チームが構成されると考えたい。精神疾患についても同じである。

1. 患者の健康な部分を信じない

「患者さんと話してみて普通だと思いました」というのは，精神科で実習を経験する医学生・看護学生の多くの感想である。そうしたことを持ち出すまでもなく，患者の精神の大部分は健康である。しかし特に若いスタッフは，「治そう」という気持ちが強いあまり，そうしたことを忘れやすい。病気の部分に目がいって，患者の精神の健康な部分を信じることが少なくなる。たとえば，「入院しないで治療したい」という統合失調症患者，「仙台でひとり暮らしをしてみたい」という解離性障害患者。それに伴うリスクを説明し，見通しを相談し，計画を一緒に立てると，無理と思っていたことが予想外に実現することがある。たとえ失敗をしても，意味ある経験として残る。

2. 家族を非難する

家族を責めてはいけないとわかっていても，責めたくなる気持ちになることがある。たとえば丁寧に説明を重ねても，本人を前にして「こんなクルクルパーになっても本当に治るんですか」と繰り返す母親，「その気がないから朝起きられないんだよね」と冷たくコメントする父親。しかし，本人を目の前にしているのは本人と一緒に来ているからであり，high-EE（高い感情表出）であるのは本人と接しているからこそである。医療・福祉スタッフは，患者の人生にずっと付き添うことはでき

ない。それができるのは家族である。家族の力を信じたい。

頭部外傷後遺症のリハビリテーションにおける家族の役割についての言葉は，精神疾患治療における家族の役割についても示唆を与えてくれる。「長期的なフォローの中で，認知機能は改善しなくても社会性は改善していくことが分かってきました。……しかし，このような変化が時間の経過とともに自然に起きてくるのかどうかは疑問です。……訓練をしていてその限界を強く感じさせる場合があります。それは，脳外傷者の身近に中心となる援助者がいない場合です。単身だったり，家族がいても事故前から関係が薄かったり，放任していた場合などは，訓練スタッフと一緒になって本人を説得して訓練に導入したり，生活上で起こってくる問題の解決を援助したりできません。そのような場合には，脳外傷者の勝手な判断や行動を抑制し，正しい行動を身につけさせるような学習を進めることが難しくなります」[8]

3．他の職種の力を信じない

医療・福祉に熱心になると，自分の力で治そうという気持ちが強まり，自分で治している実感が欲しくなる。すると，他の職種に任せておけない気分にもなる。たとえば，仕事がうまくいかない頭部外傷後遺症患者へのアドバイスを医師が抱え込もうとする場合。

しかし，高次脳機能障害に習熟した作業療法士にお願いすると，ずっとスムーズに事が運ぶ。やはりそれぞれの専門家に任せるのが良い。それだけではなく，患者にとっても関わるスタッフが多くなり，利用する社会資源が増えることは，社会性を高め生きるうえでの選択肢を広げることになる。

Ⅵ 先人に学ばない―科学としての医療・福祉

　医療・福祉は科学としての側面が大きい。長い歴史のなかで，多くの先人の経験と苦労の積み重ねを凝縮していくことが，科学の特徴である。ひとりの個人の経験や考えで，医学・福祉の歴史と進歩に匹敵することは容易ではない。

1．原則に従わない

　医療・福祉のどの分野にも，仕事を進めるうえでの「原則」がある。禁じられているわけではないが，なるべく従うことが良いとされる。医師の例で言えば，同じ家族の複数の患者の治療では担当を別にする，身内や知り合いは担当しない，治療者の個人的なことは明かさないことを基本にする，など。いろいろな事情で，その原則に従えない場合がある。原則に従っていないことを承知しているし，後ろめたい気持ちもあるので，普通以上に注意を払う。ところが，意識しすぎることでかえってうまくいかないことが多い。

　世間の事情で守りにくいことがある原則を，「きまり」という形にしておくのは，先人の知恵である。「きまり」にしておけば，いろいろな事情があっても原則を守りやすくなる。患者に説明しやすいだけでなく，自分自身の気持ちを割りきることが容易になる。

2．新しい進歩を勉強しない

　少し自信が出てくると，一般的なやり方に従わないで自分流の方法をとりたくなる。それが進むと，新しい進歩を実践しな

いだけでなく，勉強もしなくなる。医師の例で言えば，ガイドラインでの推奨に従わない薬物療法，決められたプロトコールに従わない血中薬物濃度測定。

しかし，新しい進歩を勉強しないことは，多くの先人に学ばないことである。『学問は細部に宿る』。70代，80代でなお現役で活躍している精神科医の多くは，たとえば処方に新薬を積極的に取り入れることで，老練の技に磨きをかけている。

Ⅶ 治していると思う—自分の力を知ること

自分の力が回復に役立っていると実感したいのは人情である。しかし，患者の回復のすべてが医療・福祉スタッフの力によるものではない。時間とともに自然な経過で回復する場合もあるし，本人や家族の力の方がはるかに大きい場合もある。そもそも，「専門家のおかげ」と感じるような回復の仕方は，精神科では最良ではないように思える。「周囲の支えと専門家の援助も得たが，自分の力で困難を乗り越えることができた」という達成感と自己効力感を得られるような回復の仕方が望ましい。

1.「自分の」患者

自分が医療や福祉を担当している患者について，「自分の」患者と思うことがある。自分で責任をもって良くしたいと意気込む。しかしいつの間にか，「医療や福祉を担当している」という部分が抜けてしまう。他のスタッフに関わってほしくないし，改善のための意見をもらうことが煩わしく感じる。検討会などで相談することも気乗りしなくなる。「自分の」という意味がずれてしまう。

そうなると,以前に担当していたスタッフの粗が見えてくる。患者がそのスタッフを非難すると,同調したくなる。しかし,患者の気持ちは医療・福祉全般についての気持ちの反映であることが多い。また,後から担当するスタッフの方が,患者の医療・福祉について見通しが良いのは当然である。以前のスタッフがそう対応していた理由を,患者と一緒に考えるのが良い。

2.早く治そうと思う

早く回復するのは理想である。患者本人もそう願うし,医療・福祉スタッフもそう努める。たとえば,就職までに回復したいと焦るうつ病患者。しかし,回復にはそれなりの時間がかかる。それは,精神疾患の背景にある脳機能の回復には,相応の時間が必要だからである。それを無視して焦って治療を進めても,たいていはうまくいかない。

もっとまずいのは,医療・福祉スタッフの方が焦る場合である。自分たちの治療計画に間に合うようにと考えたり,なかなか回復しないことにしびれをきらして早く治そうと思う。早く治そうと思うスタッフの気持ちは,現状を無視すること,見通しを歪めることから始まることが多い。

3.診療がうまく進むと感じる

「今日の面接はうまくいった」と気分良く感じることがある。たいていは,自分が喋りすぎた場合で,そのぶん患者は思っていることを言えていない。「診療が効率よく順調に進んだ」と満足に思うことがある。多くは,見逃しがあったり,大切なことを先延ばしにしている場合で,後でその分の苦労をすることになる。

診療が順調に進んでも，それなりの不全感が残るのが健全な姿である。うまく進むと感じられるのは，そのぶんが患者に皺寄せとなっていると考えた方が良い。

4．自分の調子が良い
　医療・福祉スタッフも人間だから，調子が良い場合も調子が悪い場合もある。体調の面でも気分の面でも，調子が悪い場合には自分でもある程度わかるので，注意をすることがかえってプラスに働く。
　調子が良い場合には，気持ちが上滑りして，患者の話を落ち着いて聞けなかったり，気持ちを丹念にたどれなくなる。用心深さも不足しがちになる。自分の調子が良い時の方が気をつけた方が良い。考えてみれば，このことは双極性障害患者に普段からアドバイスしていることである。自分のことは難しい。

Ⅷ 「ついしてしまう」のはどうしてか？

　日々の医療・福祉において「ついしてしまう」ことを，「事実を尊重しない」「将来を見通さない」「過去を生かさない」「他人を信じない」「先人に学ばない」「治していると思う」の6項目にまとめて述べた。医療・福祉を，〈過去（過去を生かさない）―現在（事実を尊重しない）―未来（将来を見通さない）〉〈自分（治していると思う）―他人（他人を信じない）―先人（先人に学ばない）〉という2つの軸から眺めてみたものである。いずれも，基本的で当然のことで，ある程度の経験を積んだ精神医療・福祉のスタッフであれば，誰でも知っていることばかりである。それでも，こうしたことを「ついしてしま

う」のはどうしてだろうか。

1．手続記憶としての「してはいけない」こと

こうした医療・福祉の基本を，意識的な形で教え学ぶ機会が少ないことが，ひとつの理由だと思う。ここに挙げたことはいずれも，個別の場面で先輩から教えられ，自分の経験をとおして身につけていく。つまり，実践のなかで手続記憶として学習される。「自分でも意識しない」「できるけれども説明できない」ということは手続記憶の特徴である。このため，まとまった形で学ぶことも，意識的な形で教えることも少ない。

2．脳の抑制機能としての「してはいけない」こと

「する」ことよりも「しない」ことの方が難しい。「してはいけない」ことを「ついしてしまう」のは，そうした抑制の一般的な難しさの反映でもある。動物を見ると，抑制機能がより高次な脳機能であることがわかる。下位の中枢を上位の中枢が抑制するのが，脳機能の基本的メカニズムだからである。たとえば，脳の錐体路に障害がある時には腱反射が亢進する。脳機能としてより高次な機能である抑制の方が，身につけることも難しい。

3．失敗学としての「してはいけない」こと

「してはいけない」ことは，失敗を通じて身につけることが多い。成功のためにすべきことは，正統とされる教育において知識という形で学ぶが，失敗を避ける術は，経験のなかで体で覚える。失敗から学ぶ過程をより意識化し体系化することは，意外に難しい。失敗学がいろいろな分野で強調されるのは，そ

うした難しさの裏返しである。医師国家試験の禁忌問題，研修医向けの「ご法度集」は，医療分野において失敗から学ぶことを意識化するための工夫である。

　純粋に学問としての方法が難しいだけでなく，現実には失敗に責任の問題がからむことによる難しさも加わる。しかし，責任の追及と原因の解明は別の過程である。回転ドアによる小児の死亡事故について，司法による捜査は法的な責任の所在を追及することで終わってしまった。原因の根本は，回転ドア設備の改良の過程で，「軽量に作る」という設計における安全のための根本思想が見失われたことにあった。そのことを明らかにできたのは，法的責任の問題を離れて事故の原因を科学的に解明しようとした，多くの技術者の真摯な努力によってであった。医療・福祉において，責任を追及することが，原因を解明することの障害であってはならない。

4．「精神科臨床サービスの失敗学」

　精神疾患の医療・福祉においても，失敗の責任ではなく原因を明らかにする仕組み，明らかになった原因を共有して将来に生かすための工夫を，システムとして構築する必要がある。「精神科臨床サービスの失敗学」である。

　お茶の時間や酒席で「先輩の失敗談」に学ぶ耳学問の習慣は，そうしたシステムを非公式な形で作りあげた先人の知恵の産物である。医療におけるインシデント・レポートが，残念ながら分析のすべがないままに数だけ積みあげられているのは，世界的な現象である。精神科臨床サービスにおいて，それらを「失敗学」という形で生かしていくためには，ベテランの経験と新人の新しい発想が必要であろう。本特集は，そのためのひとつ

の試みである。

　本稿で述べたことは，すべて著者らの失敗経験にもとづいている。こうして文章にまとめ，その経験を読者に広げ，日々の仕事に生かしていただくことで，失敗によりご迷惑をおかけした患者さんへのお詫びとしたい。「してはいけない」ことの具体的なことは，本特集の第2章以降をご参照ください。

［付記］
　草稿に貴重なコメントをいただいた先生方に深謝いたします：E. I., A.O., K.N., E.K.。

文　　献

1) Fukuda, M., Yoshinaga, C.：Onset of depressive episodes in a woman with seasonal affective disorder of "spring type" coincident with atmospheric temperature, but not with sunshine duration. Jpn. J. Psychiatry Neurol., 47；777-782, 1993.
2) 福田正人，大森一郎，竹吉秀記：統合失調症の薬物療法の終結．こころの科学，110；12-18，2003．
3) 福田正人，赤田卓志朗，岡崎祐士：治療の中断．こころの科学，115；55-60，2004．
4) 福田正人，井田逸朗，大嶋明彦ほか：統合失調症における日常生活の障害．精神科臨床サービス，4；312-319，2004．
5) 福田正人，安藤直也，間島竹彦：認知機能障害としての統合失調症．こころの科学，120；20-28，2005．
6) 亀山正樹，松本武士，柴田信義ほか：アセスメントの場面―入退院時．精神科臨床サービス，1；204-211，2001．
7) 毛呂裕臣，花岡直木，毛呂佐代子ほか：診療に役立つのはどんなカルテか？―「わかりやすいカルテ」を目指して．精神科臨床サービス，2；6-16，2002．
8) 永井肇，阿部順子：脳外傷者の社会生活を支援するリハビリテーション．中央法規出版，東京，1999．

9) 岡崎祐士:見通し.こころの科学, 118 ; 1, 2004.
10) 大森一郎, 結城直也, 宮田洋志ほか:いろいろな臨床場面における治療計画の立て方―入退院時.精神科臨床サービス, 1 ; 386-392, 2001.

第10章
精神科臨床サービスの専門家としての基本と成長

福田正人[*1], 臺弘[*2]

抄録

　精神科臨床サービスにおける専門家としての成長は，自分の性格をもとにして，地道に経験を積むなかで，いろいろなことを身につけ，当事者や同僚や先輩に学び，集団のなかで役割を果たす，そうしたなかで専門家としての態度や姿勢を身につけ，その結果として自己実現が図られる，そういう自己確認の過程である。こうした過程は，精神科臨床サービスにおいて当事者に提供したいサービスの内容そのものである。精神科臨床サービスの専門家は，当事者にサービスを提供すること自身のなかに，自分の成長を見出していくことになる。

▶キーワード：精神科臨床サービス，専門家，成長

ふくだ まさと，うてな ひろし
[*1]群馬大学大学院医学系研究科神経精神医学
[*2]坂本医院

I 専門家になる

1. What と How

「知識・技術・エビデンスは,専門家として備えていなければならない what である。インターネットを利用することでそうしたものが容易に手に入るようになった現代でも,それだけで専門家になれるわけではない。そうした知識・技術・エビデンスを現場で生かすための,態度・経験・倫理を身につけて初めて専門家になることができる。これら how は,実践のなかで少しずつ形作られるものであり,それが『専門家としての成長』である。精神科臨床サービスの専門家としての成長にまつわる経験と思いと教訓を文章にまとめ,読者に日々の活動と人生の道しるべを示していただければと考える」。これは本特集の原稿執筆依頼に添えた文章である。

精神科臨床サービスの分野に限らず,専門家としての成長を語ることが難しくなってきている。精神医学・医療・福祉の発展にともない,身につけるべき知識・技術・エビデンスは増え,それに対応するだけで精一杯になってしまう。わかってはいても,知識・技術の量に関心が向いてしまう。しかしそういう時代であるからこそ,成長について誰もが関心をもっている[4]。どこかに答えがあるわけではない。それぞれの専門家から本音を聞かせてもらうなかに得るものがある。

2. 当事者から専門家と見られる

精神科臨床サービスの専門家には2つの側面がある。1つはサービスの受け手である当事者や家族から専門家として認めら

れるという側面であり，もう１つは自分自身で専門家と感じられるという側面である。２つの側面は，必ずしも一致しない。自分では専門家のつもりでも，周りからそう認めてもらえない場合もあるし，自分では専門家とはとてもいえないと思っても，当事者や家族からそう見てもらえることもある。精神科の病気の診断と同じで，自分でどう考えているかも大切だが，他人からどう見えるかということには，それなりの意味がある。

当事者や家族は，どういう相手であれば専門家と見るだろうか。その１つの指標が「代金の授受」ではないかという話が，編集委員会での議論にあった。サービスを受けるために代金を支払う，サービスを提供することによって報酬を受け取る，こうしたことはもちろんそのサービスの内容を保証するわけではない。即物的にすぎるとも思えるが，社会に暮らす人間どうしの関係として象徴的な意味がある。

当事者や家族に代金を支払うに値すると感じてもらえること，それが専門家としての１つの目安になるかもしれない。そう感じてもらえるためには，知識や技術の確かさはもちろんだが，経験の豊富さに裏打ちされた態度，そこから感じられる責任感や倫理観や人間性，そうしたものが必要であろう。精神分析治療においてより構造化されているように，代金の授受が精神科臨床サービスの責任と限界を明確にすることになる。

Ⅱ 成長する

1．行動の自動化の意識化

専門家として過ごす年数を重ねるにつれて，知識や技術は増える。しかし，それが成長といえるかと問われると心許ない。

責任感や倫理観や人間性は年齢とともに増すかもしれないが、それを専門家としての成長といってよいだろうか。そうした知的な側面と態度の側面のいずれをも含めて、成長の1つは「行動の自動化を意識化できる」ことである。

病状や生活を見立てる、それについて思いめぐらして判断をする、その上で働きかけを進める、こうしたことを最初の頃は意識的に行っている。おそらく、大脳皮質を一生懸命はたらかせている段階である。

しかし経験を積むにつれて、あまり考えなくてもそうしたことがひとりでにできるようになる。自然に目のつけどころがわかり、考えが進み、言葉が口から出るようになる。そうした「行動の自動化」の段階がある。慣れるということであり、手続記憶化することであるといえるかもしれない。大脳皮質で行っていた処理が、定型化した行動として基底核へと移行していく。

さらに経験を積むと、そうして自動化したことを、もういちど意識的にできるようになる。「ここはこんな工夫が必要だ」「こうやりがちだけれど、それではうまくいかないことが多い」などと考えて、自分の慣れた言動を少し調整する。自動化した自分の言動を意識的に調整できるようになる。「行動の自動化の意識化」である。基底核の活動を大脳皮質で調整できるようになる過程なのであろう。

2．行動を通じた理解の深まり

こうした「行動の自動化の意識化」は、実は知識や技術を増やすことにも結びついている。

受け身で学んでいるうち、理解はどうしても浅い層に留まる。

学校で勉強し本で学んでいるあいだの理解は、いまひとつ漠然としている。みずからサービスを提供するという行動の経験を通じて理解が深まることは、誰もが経験している。しかも実習のようなどこか傍観者的な行動ではなく、担当者として主治医としてサービス提供に責任を持つ立場で行動を起こすことで、知識は確実なものとなり理解は格段に深まる。

ものの見え方が、行動と結びついた形に変わってくる。責任を感じることが、行動についての主体感を高める。こうした「行為の可能性」としての見え方、「主体にとっての意味」としての見え方は、アフォーダンス（affordance）と呼ばれる。それを誰かに伝え教えることで、理解はさらに深まる。当事者に言葉で説明することで、他の専門家に伝えるために文章に書くことで、「あぁそうだったんだ」と初めてわかることがある。言語化が理解を深めることは、精神療法のなかだけの話ではない。

このように行動により理解が進むのは、知識や技術が本来は行動と結びついたものだからである。行動や言語化という出力を行うことで、自分の経験が再組織化される。再組織化されたものが、本当の知識や技術である。

3．未来を見通す

行動の自動化の意識化とならんでもう1つ成長といえることは、「見通しを持てるようになる」ことである[6]。病状や生活がこれからどのようになっていくか、働きかけでそれをどう変えることができそうか、その時に当事者はどんな気持ちを持つだろうか、そうした見通しを持つことができると、精神科臨床サービスはより自然なものとなり、そのぶん役立つものになる。

見通しは未来に関わる。目の前のことばかりを考えるのではなく，過去を振り返り，現在を見直し，そのなかで未来を見通すことは，サービスを時間軸に沿って考えていくことになる。こころの中の出来事を，因果関係にもとづいて展開していくものとして理解することになる。経験が少ないうち，こうしたことは難しい。

　未来を考えることは，人間にしかできない。人間も子どものうちは今だけを生きる。過去を思い煩うことなく，未来を不安に思うことなく，現在を生きる。言葉として未来を語るだけでなく，自分のこととして未来を考えられるようになるのは，小学校の高学年ぐらいからである。その頃から，精神疾患は増えていく。精神疾患は，心理的には過去や未来と関わることが多い。前頭葉機能が思春期を前にして成熟していくことが，こうしたこととおそらくは関連している。

Ⅲ　先達に学ぶ

1．モデルとしての先達

　専門家としての成長は，実際にサービスを提供する経験を重ねることで得られるだけではない。他の専門家から学ぶことが，もう1つ成長の糧となる。同僚から知識や経験を学ぶことは多いし，先達の謦咳に接することは古くから大切なことと考えられてきた。

　他の専門家から学ぶことは，専門分野についてだけではない。専門分野の背景をなしている，姿勢や振る舞いや生き方を学んでいく。そうしたロールモデルとしての専門家を身近に発見し模倣することが，成長のためには欠かすことができない。どん

な専門家でも,ロールモデルとして自分のなかに取り入れることができるわけではない。自分と似たところがあるという意味で,あるいは自分に欠けたところを持つという意味で,自分が学ぶ目標にできる専門家を身近にもてることの意義は大きい。

2．一人の人間としての全体性

専門家であっても,その専門分野でだけ暮らすわけではない。日常生活・家庭生活・交友関係など,多くの生活領域を生きる。そうした生活領域は専門分野と直接は関係しないが,しかしそのすべての領域を一人の人間が生きる。そういう「一人の人間としての全体性」に接することが,他の専門家をロールモデルにすることの意味である。専門家としてだけでなく,人間として影響を受けることになる。そうして受ける人間としての感化が,専門分野における生き方にも深く影響する。

一人の人間としての全体性は,個人としての人生に留まらない。その人が生きる時代と社会に,強く結びついている。戦争や紛争や変革など,時代の大きな変化の時期に遭遇した場合ほど,そのことは鮮やかに表れる。個人としての人生と,時代や社会のなかにおける人生,この2つの人生を一人の人間が生きる。自伝や伝記に心惹かれるのは,そうした一人の人間が生きた2つの人生を読み解くことになるからである[2,7]。

　現実の構造そのもののなかに,対立する二つの軸がある。歴史性対一回性,組織対個人,科学的思考対感情的思考,抽象的な一面性対具体的な個物の全体性,ヘーゲル的普遍性対キェルケゴール的特殊性または個別性。……現実の全体を理解するためには,二つの軸の交点に貼りつけられた人間の位置と,正面から向き合

わなければならないだろう。そこから出発して，体系の内的斉合性を手に入れることはできないかもしれない。しかしそれ以外に，人間の現実の全体を知的に理解する，——あるいはむしろ，知的に発見することはできない。[3]

3．単著の教科書

それほど大袈裟な話でなくても，一人の人間としての全体性を感じる機会が身近にもある。

精神医学・医療・福祉が進歩し細分化したために，学生向けの教科書であっても単著のものは限られ，細かな分野の専門家による分担執筆が増えた。部分部分を見れば，分担執筆の教科書のほうが優れているかもしれないが，単著の教科書からは著者の思想を読み取ることができる。全体を流れる理念，項目ごとの頁数の多寡，繰り返し強調される記述，そうしたものから一人の人間としての全体性が伝わってくる。

このことは，精神科臨床サービスに限らない。多くの画家の名作を集めた展覧会は退屈だが，1人の画家の作品をカテゴリーごとに分けることなく制作年代順に並べた展覧会は，飽きることがない。その画家の技法の上達だけでなく，画題や画法の発展を年齢に沿って知ることができるからである。そこから，その画家の精神と思想の展開を感じることができる。

同じように，多くの作家の名著を読むことからよりも，1人の著作者の作品の大部分を読み尽くすことからのほうが，得られることは多い。同じテーマを異なる形で，繰り返し追求していることに気づく。気に入った著作者ではあっても，その作品のすべてを理解し納得できるわけではないし，好きになれるわけでもないことがわかる。場合によっては矛盾とも感じられる

そうした部分も含めて、その著作者を一人の人間の全体性として知り理解すること、そのことが自分自身の成長につながる。自分の生き方を変えていくことになる。さらにそのことが、精神医学・医療・福祉の分野でサービスを提供する当事者の人生を理解することに結びつく。

Ⅳ　Personification

1．抽象的理念の具体化

先達に学ぶことには、もう1つの意義がある。「抽象的理念の具体化」としての意義である。

人間は、抽象的理念を一時的にであれば考えることができる。たとえば、「精神科臨床サービスでは当事者が自己効力感を持てるように支援することが大切だ」ということを、しばらく頭に留めておくことはできる。しかし、長い期間にわたってそうした理念にまつわる気持ちを維持することは難しい。しばらくすると、そうした気持ちは薄れ忘れてしまいやすい。そうした理念を表す具体的なものがないことが、その1つの理由である。

抽象的な理念や概念を明確な形として持ち、それを維持するためには、具体的な形が必要となる。特に対人的な行為については、一人の人格として具体化された姿がその支えとなる。先達の姿に、われわれはそうした人格化（personification）を求める。抽象的な理念が、個別の人間の具体的な行為として表現される。そうした視覚化された姿が、抽象的理念の具体化であり、その姿がわれわれを導く。

2．人格化

多くの宗教において，教祖の姿が抽象的理念の人格化の役割を果たす。人格化された姿を求めて，教祖や聖人について画像や生涯を描いた記録が作られ，聖像や聖典として大切にされる。「偶像崇拝」について議論が多いのも，そうした人格化を求める人間の心理を背景にしている。そうしたものなしに，理念や信念を保つことは難しい。そういう姿をいつも目にし，記録に残された行状を繰り返し読むことで，気持ちを維持することができる。身近なさまざまな分野にも，皆が尊敬する先駆者や大先輩や名手がいる。その姿は，その分野における抽象的理念の人格化の役割を果たす[9]。

このように人格化を求める気持ちが強いのは，人間の脳において人についての処理が独立しており，事物についての処理よりも優先する過程だからである。乳幼児の発達からわかるように，人間の脳における情報処理は養育者との対人関係から出発して発達していく。人を対象とした情報処理は，人間の脳において最優先される処理であり，上側頭溝周辺・前頭葉・扁桃体などの社会的認知を担う脳部位で，事物とは別に処理される。行動や振る舞いや生き方についての抽象的な理念は，そういう人格化された形で脳に表現されているのかもしれない。

Ⅴ　自分を知る

1．できること，できないこと

他の専門家の姿に学んでいくなかで，自分自身を振り返れるようになることは，もう1つの成長である。

若い頃には，自分にできないことがあることを未熟に思った

り恥ずかしく感じたりしやすい。何でもできなければならない，何でもできるようになりたいという思いからである。そうした気持ちは成長の原動力となる。しかし実際には，何でもできるようになるわけではない。できることとできないこと，得意なことと苦手なことはいつまでも残る。

そうした自分を素直に受け入れることが，経験を重ねることで少しずつできるようになる。そうした自分を受け入れざるを得なくなる。そのことによって，精神科臨床サービスをスムースに提供できるようになる。自分自身で，「いつまでたってもこういうことはうまくできないなぁ」としみじみ考える。当事者に対しても「私はこれは苦手なんですよね」と言える場合も出てくる。

古くから言われるように，自分自身を知ることは難しい。他人を知ることよりもはるかに難しい。精神疾患の当事者について，自分のことを理解できていないと思ってしまうことがある。それは病気をもっているからだと，つい考えてしまう。しかしそうではなく，誰にとっても自分自身を知ることは難しい。

当事者と関わるなかで気づいたことが，実は自分自身についてずっと見逃していたことであったという経験は数多い。精神科臨床サービスの専門家になっていつまでたっても，自分自身についての新しい発見があることに驚く。それが短所である場合には理解しやすいが，長所である時には自分を知ることの難しさに嘆息することになる。

2．人生の諦念

年齢を重ねると，人柄が丸くなるといわれる。ある程度の年齢になると，周りに優しくなったり，社会の役に立ちたいと考

えることが増えてくる。生物学的には、加齢とともにドーパミン系の活性が低下して欲がなくなるということがあるだろう。社会的には、人生経験を重ねることで他人の立場や境遇へ共感しやすくなるということもあろう。心理的には、自分の人生についての諦念ということがあるように思う。

若い頃には未来は永遠と思える。年齢を重ねると、そうではないことが実感としてわかってくる。自分にはいろいろなことができる可能性があるという未来の不確実性が減り、人生のなかでできることには限界があるという当たり前のことが理解できるようになる。「努力は報われる」というのは信念にすぎず、「努力すれば報われることもある」というのが真実であり、しかし努力を続けることには意味があるという、人生の微妙な智恵を悟るようになる。

そのようにして、自分自身について、自分の人生についてある種の諦念を持つことが、他人のための存在、社会の役に立つ存在としての自分を考えることにつながっていく。

Ⅵ 人生の送り方を知る

1．人生を規定する性格

精神科臨床サービスで、1人の当事者と長い付き合いをすると、その人の人生の航路を知ることになる。そこで気づかされるのは、性格とされるものが人生全体を大きく支配していることである。

性格は、その時々の行動を決めるものと考えられている。新しい刺激の希求、他人からの評価への過敏、そうした性格にしたがって人は行動する。しかしそれだけではなく、長い人生を

どのように歩んできたかを振り返ると，その航路は性格の影響を強く受ける。神経質な人は，その性格に相応しいように生きる目標を定め，仕事や伴侶を選び，人付き合いを続けていく。本人自身はそう意識しているわけではないことが多いが，無意識であるぶんかえって人生は性格により強く規定される。

　本人自身は自分の人生の道のりを，「周囲の条件で，成り行きから，偶然によって」などと理解しがちである。もちろんそういうことの影響は大きい。しかし，そうして置かれた状況のなかでどう振る舞うか，人生をどう切り開くかを決めているのは性格であり，それにもとづく価値観である。そうした性格や価値観は，年をとっても若い頃と変わることは少ない。生涯を貫くものとなる。人間は，自由に振る舞っていると自分で感じる時，自由に選択をしていると自分で思う時ほど，実際には自分の能力や経験や人柄という自分自身に限界づけられている。

　自分自身について，性格のこうした役割に気づくことが，1つの成長となる。自分自身について知ることで，当事者の人生についての理解が深まる。そうした理解にもとづくサービスは，当事者の人生を長い目でみた，よりよいサービスとなる。

2．科学の発展段階と性格のめぐりあわせ

　以前と比べて，精神科臨床サービスに携わる専門家に，統合失調症気質の人が減っている印象がある。うつ病の増加や治療の発展の程度など，精神医学・医療の要因もあるだろう。また，社会における精神疾患への関心の高まりや就職状況の厳しさなど，より一般的な社会的要因もあろう。だがそれだけでなく，科学の発展段階と性格のめぐりあわせということがあるように思える。

科学のあゆみを病蹟学の立場から眺めてみると，まず分裂病圏の科学者によって一つの学問の体系が一挙に創始され，躁うつ病圏の科学者はそれを肉づけし，現実化し，発展させたりする。また躁うつ病圏の科学者は科学的伝統の担い手となり，それを次代に継承する役割を果たしたり，ときには先行する学説や事実を統一して綜合的な学説を編み出す場合もある。神経症圏の科学者のある者は，かけ離れた事実，異なった学問領域を架橋し，相互の連関をさぐる働きをするという印象がある。このように，科学の発展段階とさまざまな気質的特徴との出会いが人を科学へとみちびき，科学の歴史的発展を担う大きな要因の一つとなっているのではなかろうか[1]

3. 精神科臨床サービスにおける時代と性格

これは科学者についての話であるが，精神科臨床サービスの専門家においてもこうした時代と性格のめぐりあわせがあるのではないだろうか。精神科臨床サービスにおいて新しい発展や展開が次々と起こる現代は，躁うつ病圏の人の活躍する場が広い時代なのかもしれない。

量子力学の建設期に際会したことは（躁うつ病圏の科学者である）ボーアにとってきわめて幸運であった。ボーアにおける科学的実践の特徴は，当面の実験的事実，とくに逆説や矛盾から出発し，手持ちの手段でその解決を目指すところにある。このような型の実践が最も生産的なのは，理論が実験的事実に追いつくのにも，実験的事実が理論によって裏づけられるのにも，さほどの時間的間隔を要しない幸福な学問的展開の時期である。ボーアは，

過剰な実験的事実が革命的理論の到来を待ちわびている今日の理論的物理学の状況においても，逆に理論が実験的事実を離れて独走する場合にも，おそらく現実の彼ほど力量を発揮しえなかったであろう。[1]

Ⅶ 日々の仕事

1．職人としての専門家

精神科臨床サービスの仕事に毎日携わっていても，さほど成長しているとは感じられない。日々が同じことの繰り返しにすぎないと思えてくる。しかし，診療に携わらない日が1週間以上続くと，勘が鈍り腕が落ちる。的確に判断したり，速やかに行動を起こすことが微妙にできなくなる。下手になっていると自分でわかるが，修正できない。回復にはしばらく時間がかかる。

「1日でも仕事から遠ざかると技が衰える」という職人の言葉，「練習を休むのは元日だけ」と語るスポーツ選手の決意，そうしたものに似ているかもしれない。専門家としての技術には，日々同じことを繰り返すなかで維持できるものがある。そうした継続のなかで，少しずつ上達し成長できることがある。職人の仕事に似ている。

2．自然なこと

そのようにして日々を繰り返していると，自分がやっていることがごく当たり前で自然なことのように思えてくる。特別のことをやっているわけではなく，誰が考えても当然のことを，普通に考えられる順番で，自然なやり方で提供しているだけだ

という感覚になる。病状や生活の見立て，説明や働きかけの仕方，見通しの立て方，そうしたことを，淡々とした感じで進められるようになる。職人の仕事に共通する感覚であろう。その自然さが若い頃には難しい。

そういう形で提供できる精神科臨床サービスは，受け手である当事者からも自然で当然なものと受けとめてもらえる。後輩に説明をしても，納得してもらいやすい。自分自身にとっても楽な実践となる。自然な感じと思えるのは，おそらくはそれが心の働きの展開，その背景にある脳の働きの仕組みや順序に沿っているからである。そこで用いる説明の言葉や文章も同じで，自然な発想に従ったものはわかりやすく，理解も得やすい。

Ⅷ 当事者と力を合わせる

1．サービスの主体としての当事者

医療・福祉に熱心になると，自分の力が回復に役立っているという実感が欲しくなる。自分の力で治したいという気持ちが強まる。他の職種には任せておけない気分にもなる。しかし，患者の回復のすべてが自分の力によるものではないし，それどころか医療・福祉の力によるものでもない。時間とともに自然な経過で回復する場合もあるし，本人や家族の力のほうがはるかに大きい場合もある。

そもそも，「専門家のおかげ」と感じるような回復の仕方は，精神科では最良ではない。「周囲の支えと専門家の援助も得たが，自分の力で困難を乗り越えることができた」という達成感と自己効力感を得られるような回復の仕方が望ましい。

医療・福祉はチームで行われる。ここで言うチームとは，医

療・福祉のスタッフのことだけではない。医療・福祉の主体は当事者としての患者である。医療・福祉のスタッフは，専門的な知識と技術でその患者の医療・福祉を担いサポートする。患者・家族・医療福祉スタッフのすべてで，医療・福祉チームは構成される。そう素直に考えられるように少しずつなっていく。

2．生活の困難を当事者と共有する

そうした医療・福祉のチームの仲間として，暮らし下手と生き辛さという生活の困難を当事者と分かり合えるようになりたい[10]。

病院の診察室と社会における生活の場面で，患者の行動の志向性は異なる。病院の診察室では患者は診断や治療を受ける存在である。体験症状についての質問を受け，病状の評価を受け，それに対して投薬や精神療法を受ける。患者は環境からの刺激と働きかけを受け取る，受動的な状況に置かれている。そうした状況では，体験症状が目立ちやすい。このような行動について受動的な状況，体験症状がおもてに出ている状況では，患者とスタッフとが生活の困難やそれを乗り越える目標を共有することは難しい。

これに対して，社会における生活の場面では患者は行動を起こす存在である。みずから判断し，計画を立て，行動を起こすことを求められる。患者は環境からの刺激と働きかけを受けるだけでなく，能動的な行動を要求される状況に置かれている。そうした状況で初めて，暮らし下手や生き辛さが明らかになる[5]。生活の困難についてであれば，当事者と医療・福祉のスタッフは思いを共有しやすい。

3. 機能障害の客観指標

 こうした生活の困難について，客観的な指標がほしい。わかりやすい言葉で皆が話し合うための根拠を医療・福祉の現場で得ることができれば，それを利用して当事者と専門家が理解しあえるし，その改善を対等な立場で相談できる。

 診察室の身近な道具を使うだけでできる簡易客観指標は，そうした試みの1つである[8,11]。情動反応（上腕圧迫による心拍数変化という自律神経反応），意欲（物差し落としを利用した単純反応時間），知的機能（乱数の生成），考想（バウムテスト）の4領域を15分で評価できるよう工夫した。

 大切なことは，その結果を当事者とともに見ることで，生活の障害の背景について共通の認識を得て，その回復の手だてを相談できる点である。客観的指標を得ることで，生活の困難についての理解を一致させ，その回復や代償を同じ視点から相談できるようになる。精神科臨床サービスの主体としての当事者，その当事者を中心としたチームが力を合わせること，そうしたことが客観的指標によって可能になる。

IX. 自己実現としての成長

 このように考えてくると，精神科臨床サービスにおける専門家としての成長は，設定された目標に向かって努力を積み重ね，そこに到達するというような，人為的な過程ではないことがわかる。むしろ，自分の性格をもとにして，地道に経験を積むなかで，いろいろなことを身につけ，当事者や同僚や先輩に学び，集団のなかで役割を果たす，そうしたなかで専門家としての態度や姿勢を身につけ，その結果として自己実現が図られていく，

そういう過程のようである。それは自己確認でもある。

考えてみるとこうした過程は，精神科臨床サービスにおいて当事者に実現してほしい人生そのものである。精神科臨床サービスの専門家は，当事者にサービスを提供すること自身のなかに，自分の成長と人生を見出していくことになる。

こうした常識的な話をおいて，精神科臨床サービスの専門家としての基本と成長について特別なことがあるわけではない。人はその人らしく生きる。

文　献

1) 飯田真，中井久夫：天才の精神病理―科学的創造の秘密．中央公論社，東京，1972．（岩波現代文庫（2003）に再録）
2) 伊勢田堯，関根義夫：日本の精神病理学・回顧と展望（8）―臺弘先生をお訪ねして．臨床精神病理，25；209-233，2004．
3) 加藤周一：人類の知的遺産：サルトル．講談社，東京，1984．
4) 福田正人：精神科の専門家をめざす―精神科臨床サービス自選集．星和書店，東京，2007．
5) 福田正人：生活がうまくいかないわけ．福田正人：もう少し知りたい―統合失調症の薬と脳（第5章）．日本評論社，東京，2012．
6) 福田正人，原田明子，日原美和子ほか：病気と生活の見通しを学ぶ．精神科臨床サービス，8；421-426，2008．
7) 臺弘：誰が風を見たか―ある精神科医の生涯．星和書店，東京，1993．
8) 臺弘：日常診療のための簡易精神機能テストの実際．精神科治療学，18；965-973，2003．
9) 臺弘：生活療法の開祖―二宮尊徳．精神科治療学，21；1249-1255，2006．
10) 臺弘：生活療法の基礎理念とその思想史．精神医学，48；1237-1252，2006．
11) 臺弘：生活療法実践の現場から過去の経歴を振り返る―臺弘氏インタビュー．臨床評価，36；153-172，2008．

第11章
研究を準備する

福田正人[*1]，西村幸香[*2]，齊藤良[*1,3]，小野樹郎[*1,4]
石毛陽子[*1]，岡野美子[*1]，高橋啓介[*1]，結城直也[*1]

I　研究の what と how

研究を進めるうえでの基本は，「何を研究するか？」（目的 what）と「どう研究するか？」（方法 how）の2点である。何を研究するかが決まればどう研究するかは自ずから明らかとなる，とまではいえないが，研究の方法は目的に規定されて決まってくる。方法はその目的に基づいて論理的に考えることができるし，マニュアルという形にもしやすい。

研究の目的は，研究における根本的なことであり，それだけにマニュアル化が最も難しい。先輩や先達の教えや経験談や後ろ姿から，学んでいくことが多いであろう。その「研究を準備する」手続きと心構えについて，若い研究者に少しでも伝えようとするのが，本稿の目的である。研究する自分自身を準備する（II），研究のための基礎力を準備する（III），研究の方法を準備する（IV），研究のテーマを準備する（V）の4点にまと

ふくだ まさと，にしむら ゆきか，さいとう りょう，おの たつろう，
いしげ ようこ，おかの よしこ，たかはし けいすけ，ゆうき なおや
[*1]群馬大学大学院医学系研究科神経精神医学
[*2]東京大学大学院医学系研究科精神医学
[*3]国立病院機構 高崎総合医療センター精神科・心療内科
[*4]前橋赤十字病院精神科

めてみた。

Ⅱ 研究する自分自身を準備する

研究を始める前に，まず研究者としての自分自身を準備する。といってもあまりにも漠然とした話なので，研究者のイメージが持てるとよいであろう。

1.『研究者』より

『研究者』[1]は，第一線の研究者が書いた研究を志すうえでの心構えについての文章を，東京大学総長であった有馬朗人が編集した良書である。すでに絶版で入手しにくいので，長くなるが一部を引用しよう。野依良治と小林誠は，その後ノーベル賞を受賞した。

【有馬朗人】（原子核物理学）

誰にでもアイデアはあるはずです。問題はそのアイデアを徹底的に追究する力なのです。……研究の本質的なところはほとんどの場合，ごくわずかな情報さえあれば結果が出せます。……どういうものが本質的なものかと見破ることが独創性につながり，その人の研究者としての資質にもなる重要な要素のひとつです。［13頁］

こうすれば研究者として必ず成功する，といった成功するための王道やノウハウは残念ながらありませんが，私がもしそれをいうとしたら，徹底的に優れた友達と先輩を選べといいたい。［15頁］

要するに，傑出した人とつき合うこと。自分が若いときにある

勉強をしたいと思ったら，傑出した人のいる大学へ行く。……そこでいいたいのは，徹底的に独創性を個人として発展させるべきだということです。そして独創性そのものを伸ばす方法は優れた人に会うことです。同時に，友達もつくっておいてください。［18頁］

【野依良治】（有機化学）
　大事なことは事実の発見ではなく，価値の発見なのです。若い人は一生懸命実験して，毎日新しいことが見つかっているに違いないのです。しかし，それがどういうように新しいのか，どんな意味があるのかが見きわめられない。多くの貴重な知見を捨ててしまっているのが残念です。［106頁］
　若い人にいいたいのは＜流行のテーマをやるな＞ということです。他の研究者の真似をしない。いま，重要だといわれていることは，すでに誰かが重要だといったことです。先人の大家がすでに大事だといって大々的に研究している。そんなものを研究してももう遅いのです。若い人は，明日に生きなければなりません。……若い人たちはぜひ，いま流行でない，将来重要となることを見つけてほしい。［107頁］
　価値の発見をするためには，若いときに自然科学のみならず，人文社会科学あるいは世の中について広い教養と原理・原則をたたきこんでおくことが必要です。それによって触発されるわけです。結局，若いときにどれくらい本質的なことに興味をもって育ったかということです。［109頁］

【本庶佑】（遺伝学・免疫学）
　とくに若い人は有名な雑誌に載るのがいい仕事だと考える傾向

があります。……しかし，ほんとうにいい仕事は意外と一流誌には載らないのです。なぜかというと，いい仕事というのは定説を覆すようなものですから，みんなから嫌われ，いろいろとクレームがついて載せてもらえない。時流に合うものは簡単に受け入れられますが，そうでないものは時間がかかるのです。「セル」「ネイチャー」や「サイエンス」に載るのがいいのではなく，「セル」「ネイチャー」や「サイエンス」に蹴られたときは，ほんとうにいい仕事かもしれないと私はいうのです。研究者としてやる以上は，新しい局面を開くとか，他の人がやっていないこと，あるいは定説に反するようなことか，そういうことをねらうべきだし，それこそが第一級の研究だという自覚をする。有名な雑誌に載りやすい研究というのは，私は決していい研究ではないと思います。［134頁］

【外村彰】（量子力学・電子線ホログラフィ）

いったんスタートした研究は途中であきらめたら何にもなりません。不可能だとわかるまで挑戦しつづけることが大切です。「新しい研究」を進めていると必ず障害にぶつかります。他の研究者はその障害を乗り越えられなくて撤退したに違いないのです。障害にぶつかったら，いよいよおもしろいところにきたと思って，その障害は何なのか，どうしたら乗り越えられるのかをよく考えて，実験をしながらそれを見極めることが大切です。これが実験をやりとげる鍵であり，研究の醍醐味でもあります。障害となる原因を洞察力をもって探究する，それが研究者の能力だと思います。［163頁］

【小林誠】（素粒子論）

どんなに有名な研究でも，実際の作業としてはそれほど高度なものではないことがよくあります。たとえば，ちょっとした方程式を解いただけといってよいような場合があります。よい研究かどうかは，テーマ自体の重要さにかかっているわけです。たまたまよい問題設定をし，うまく導いたというのがよい研究になる。[191頁]

【土肥義治】（高分子化学）

研究発表はきちんと行う。研究発表は，二つのいいところがあります。一つは研究発表をすることによって，とくに論文を書くことによって，整理ができる，自己批評ができる。整理すると次のテーマをきちんと見つけることができるようになります。自己評価をしないと，研究のうえで何が問題で何が必要なのかがわからなくなってしまいます。それこそ志がなくなるいちばん大きな原因です。志をつねに保つためには，論文を書く必要があるのです。[259頁]

2．優れた研究者をめざす

この本の言葉は，そのまま精神科医の臨床研究にはあてはまらないところがあろう。「ネイチャー」「サイエンス」レベルの世界一流の研究者であること，「治療」という実用的な目的のある医学の臨床研究ではないこと，確固たる業績をすでにあげたことを踏まえての言葉であること，功成り遂げた後で実際にはできなかったことへの反省も含まれているかもしれないこと，など。しかしそれでも，若い研究者にはこうした「研究の基本」に意識的であってほしいと願う。

表1　優れた研究と研究者のための9項目

- ●どんな人が優れた研究者になれるか？
  - ・幅広い分野についての基礎学力が身についている
  - ・物事の本質的で重要な部分を見極める力を持っている
- ●どこで研究を行うか？
  - ・優秀な傑出した研究者を師に選び，良い先輩・友人を持つ
  - ・第一線・最先端の研究室に身をおく
- ●どんなテーマを選ぶか？
  - ・重要で良いテーマを選ぶことが決定的に重要
  - ・情熱・興味・知的好奇心・疑問を抱けることをテーマに選ぶ
- ●どうやって研究を進めるか？
  - ・人真似をせず，流行を追わず，徹底的に独創性を追究する(オンリー・ワン)
  - ・根気強く研究を続けて，困難を乗り越える
- ●研究をまとめる
  - ・きちんと論文を書く

こうした抜粋からわかることは，それぞれの研究者の言葉が驚くほど共通していることである。自然科学のなかで専門分野がまったく異なるにもかかわらず，研究において重要と考えられていることはわずか9項目にまとめられてしまう（表1）。

3．身近にモデルをもつ

研究者としての成長は，自分自身で研究の経験を重ねることで得られるところが大きい。しかしそれに加えて，他の専門家から学ぶことが，もうひとつ成長の糧となる。研究を始める前には，研究に携わる先輩が良いモデルになる。研究を始めてからは，同僚から知識や経験を学ぶことが多いし，先達の謦咳に接することは古くから大切なことと考えられてきた。身近に研究者のモデルをもてる，そういう環境に身を置きたい[6]。

他の専門家から学ぶことは，専門分野についてだけではない。専門分野の背景をなしている，姿勢や振る舞いや生き方を学んでいく。そうしたロールモデルとしての専門家を身近に発見し

模倣することが，成長のためには欠かすことができない。どんな専門家でも，ロールモデルとして自分のなかに取り入れることができるわけではない。自分と似たところがあるという意味で，あるいは自分に欠けたところをもつという意味で，自分が学ぶ目標にできる専門家を身近にもてることの意義は大きい。

先達に学ぶことには，もうひとつの意義がある。「抽象的理念の具体化」としての意義である。人間は，抽象的理念を一時的にであれば抱くことができる。例えば，「研究においては本質的なことを見極める努力を常に続けることが大切だ」ということを，しばらく頭に留めておくことはできる。しかし，長い期間にわたってそうした理念にまつわる気持ちを維持することは難しい。しばらくすると，そうした気持ちは薄れ忘れてしまいやすい。そうした理念を表す具体的なものがないことが，そのひとつの理由である。

抽象的な理念や概念を明確な形としてもち，それを維持するためには，具体的な形が必要となる。一人の人格として具体化された姿がその支えとなる。身近な先達の姿に，われわれはそうした人格化（personification）を求める。抽象的な理念が，個別の人間の具体的な行為として表現される。そうした視覚化された姿が，抽象的理念の具体化であり，その姿がわれわれを導く。

4．自分の性格を知る

自分自身を知ることの大切さは，精神科医であれば十分知っているはずである。しかし，やはり自分のことは難しい。性格というと情意についての特徴ばかりを考えがちだが，知的な活動についても性格が果たす役割は大きい。人文科学だけでなく

自然科学においても，対象のどういう点に着目するか，どういう方法で分析し働きかけるかを，性格は規定している。自覚的には，得手不得手や好みと感じることである[6, 7]。

統合失調症圏の研究者は，直感による発見や，独創的アイディアや，演繹的な論理展開に優れ，ひとり沈思することで理論を発展させる。気分障害圏の研究者は，対象の網羅的な検討や，多数の事実にもとづく帰納的発見や，総合的で包括的な理論を得意とし，他の研究者との対話で刺激を受けるなかで思想を展開させる。研究の目的を考える場合にも，研究の方法を選ぶ場合にも，研究者は知らず知らずのうちにこうした自分の性格にもとづいた発想に規定されている。

さらにそうした性格には，科学の発展段階とのめぐり合わせもある。「科学のあゆみを病蹟学の立場から眺めてみると，まず分裂病圏の科学者によって一つの学問の体系が一挙に創始され，躁うつ病圏の科学者はそれを肉づけ，現実化し，発展させたりする。また躁うつ病圏の科学者は科学的伝統の担い手となり，それを次代に継承する役割を果たしたり，ときには先行する学説や事実を統一して綜合的な学説を編み出す場合もある。神経症圏の科学者のある者は，かけ離れた事実，異なった学問領域を架橋し，相互の連関をさぐる働きをするという印象がある。このように，科学の発展段階とさまざまな気質的特徴との出会いが人を科学へとみちびき，科学の歴史的発展を担う大きな要因の一つとなっているのではなかろうか」[7]。

Ⅲ 研究のための基礎力を準備する

Ⅱで述べた自分自身を準備する話は，基本的なことであるぶ

ん，すぐに達成できることではないし，時すでに遅いということもある。それほど大掛りなことではなく，これからでも間に合うのは，研究を行うための基礎力を準備することである。

1．英語が読める

研究における国際語である英語について，読めること書けることは必須の基礎力である。そうはいっても，英語一般の能力をすぐに高めることはできないので，せめて研究に関連する英語力を高める工夫から始めたい。書く能力は読む能力をもとに育つので，読めるようになることが必要であり，読む能力を高めるにはたくさん読むことが必須である，ということは誰でも知っている。英語が得意でない場合には，そのたくさん読むことが難しい。

英語をたくさん読むための最も簡単な方法は，気に入った英語の専門誌を自分のお金で購読することである。図書室の書架に並んでいる時に比べると，いつも自分の手元にある専門誌は，手に取る回数が10倍くらい増える。ちょっとした休憩時間や通勤の電車の中など，時間と場所を選ばずに読もうという気持ちになりやすい。

精神医学の分野でインパクト・ファクターが最も高いArchives of General Psychiatryは年間購読料が178£なので，毎月2,000円の雑誌を買うと思えばよい。もっとも高額なのは月2冊発行のBiological Psychiatryで，非会員の購読で1冊約50$になる。さすがに高いと感じるところが大切で，自分の懐が痛んでいると思うからこそ読まないと惜しいという気持ちになる。自分の専門領域ではない論文でも，抄録に目を通したり図を眺めるぐらいはしてみたり，editorialや製薬会社の広

告まで読むことになる。こうして，読む量が増える。

2．論文が読める

　英語が読めるようになるのと並行して，論文の読み方を身につけたい。初心者のうちは，英語論文を読む必要に迫られ，期限が迫ったからと机に向かって取り組むのだが，1頁も進まないうちにわからなくなり，惨めで泣きたい気持ちになりがちである。悪戦苦闘を繰り返すうちに，苦し紛れに英語論文の読み方がわかってくる。先輩は誰でも，苦労を重ねたあげくにそうした方法にたどり着いているのだが，それを教えてもらえる機会は意外に少ない。

　そうした自分自身の経験にもとづいて，医学科4年生の少人数授業「専門外国語」を担当していた時に作った資料を掲げておく（287-290頁「付録1」参照）。英語が苦手な医学生を想定し，独力かつ短時間で，論文の概要を何とか理解するための方法論を身につけることを目指したものである。この方法を知ることで，毎年の医学生は皆きちんと宿題をこなしてくることができたので，いちど試してみることをお勧めする。

3．資料が整理できる

　研究を始めて困ることのひとつに，資料の整理がある。論文・記録・メモなど，整理しておくべきものがどんどん増える。時間がないときに限って必要な資料が見つからなくなり，途方に暮れることがよくある。雑然とした部屋を眺めて情なくなる。「整理をする時間と気持ちの余裕があるときには整理の必要はない。その時間がないほど忙しくなって，初めて整理の必要が生じる」という矛盾である。

そうしたことで困っていたら，『「超」整理法１－押出しファイリング』[9]の一読をお勧めする。一世を風靡した本だが，常識化してしまって若手にはあまり知られていない。この本を読むと，資料の整理についてはずいぶん楽ができる。今日から実行できるごく簡単な方法である。この方法を知らなければ，現在の10分の1の書類の量でも完全に破綻していたろうと感じている。この方法のおかげで，絶対に見つからないと思う数年前の書類を探し出せることがしばしばある。

ポイントは，「内容による分類を行わない！」「重要なものの多くは最近使ったものである」「人間の記憶システムは時間軸に沿って整理されている」「使用するにつれて自動的に整理が進行する」というもので，人間の記憶システムの特性と合致していることが特徴である。「内容による分類を行わない！」という決断は，始める前には「大切なものが見つからなくなってしまう」という恐怖を伴うが，そうでないことはこの方法を導入してみるとすぐわかる。

4．My Documents を整理する

資料整理の問題の解決法として，書類を PDF にしてパソコンの My Documents に保存するという方法を思いつく。ところが，そこで困るのがファイルの整理法である。保存したはずのファイルが，どのフォルダに入っているのかが見つからなくなる。このファイル整理についても，やはり「超整理法」が役立つ。以下にひとつの例を示す。

内容別の整理は放棄する。作成や編集をしたファイルは，例えば「2009年12月」という作業を行った月のフォルダに保存する。文書でも画像でもメールでも，種類に関係なくそのフォ

ルダに保存する。古いフォルダのファイルを利用した場合には，現在のフォルダにコピーを作成する。移動してかまわないファイルは，現在のフォルダに移動する。こうしておくと，12月になっても使わなかったファイルは11月のフォルダに置き去りになるので，ファイルは最後に利用した月のフォルダに残っていくことになる。古いフォルダほどそれ以来使っていないファイルであるという形で，整理が自然に進行していく。

作業をした月というのはだいたい覚えているもので，記憶に頼るだけでもファイルを見つけることができる。こうした月別のフォルダの下にサブ・フォルダを作ることもできるが，せいぜい1層ぐらいにしておいた方がよい。階層を深くすると，ファイルが見つからなくなる。時々ルール違反をしたい誘惑に駆られるが，便利そうに思えてもしばらく時間がたつとやはりファイルが見つからなくなる。

人間は物を探すのにかなりの労力を必要とするが，パソコンはファイルの検索を苦にしない。そこでファイル名にキーワードをいくつか入れておくと，検索が容易になる。とくに，他人から受け取ったファイル，誰かに提出したファイル，その人のために作ったファイルには，相手の名前を入れておくとキーワードを思い出す手間が省ける。人間の記憶は人に関することを最も得意とする，という特徴を生かした工夫である。

5．My Documents の運用を記憶の特徴に合わせる

こうして整理する My Documents を，人間の記憶の特徴に合わせて運用できるよう工夫してみる。自分の記憶を My Documents に合わせるのではなく，My Documents の運用を記憶の特徴に合わせる。そのために，特別なフォルダを3つだ

け作る。

　ひとつは「WORKING」というフォルダで，現在作業中のファイルと，今日中に作業が必要なファイルを入れておく。こうしておくと，作業忘れが大幅に減る。記憶に例えればワーキングメモリである。もうひとつは「NEW」というフォルダで，「今日作業をして，すでに作業を終了したファイル」を入れておく。記憶に例えれば短期記憶のフォルダである。最後は「常備」というフォルダで，頻繁に使うファイルを入れておく。履歴書・業績目録など，それぞれの都合で決めてよい。

　仕事をするのは，いつでもWORKINGフォルダにあるファイルである。1日の仕事を終えるときには，まずWORKINGフォルダを見る。ここにファイルが残っていれば，今日のうちに処理しきれなかったファイルで，明日以降への宿題となる。次に，NEWフォルダのなかのファイルを「2009年12月」という月別のフォルダに移動する。短期記憶が長期記憶に移行するわけである。それとともに，NEWフォルダの中身をバックアップ用のメディアにもコピーする。こうしておくと，My Documentsのバックアップをとる作業は，このNEWフォルダのコピーだけで済む。ハードディスクのクラッシュに備えて，あるいは職場と自宅でファイルを共用するためにバックアップをとる作業が，毎日でもごく簡単に実行できることになる。

　新しく作成したファイルは，ワーキングメモリ（WORKING）→短期記憶（NEW）→長期記憶（2009年12月）の順に移動していくことになる。古いファイルが必要になると，長期記憶から呼び出して，ワーキングメモリに入ることになる。人間の記憶システムとよく似ているので，自然な感じで保存・検索ができる。ファイル名を忘れて見つからなくなったファイ

ルを見つけることもそれほど困難ではない。「〇〇年〇月に使った」という記憶は結構保たれる。また，毎年同じ時期に繰り返して行う作業は多いので，そのファイルを探すのはごく簡単になる。

6．物事を自分の責任で判断する

この原稿の冒頭は，「研究を進めるうえでの基本は，何を研究するか？とどう研究するか？の2点である」という文章である（括弧などは省略）。最初は，「研究を進めるうえで，何を研究するか？とどう研究するか？の2点が基本といえるかもしれない」と書いた。それを，「研究を進めるうえでの基本は，何を研究するか？とどう研究するか？の2点にまとめられる」と手直しした。さらに，「2点となる」と変え，最終的に「2点である」とした。

表現としては，簡潔で明確で断定的な方向への変化である。それは心理的な変化を伴っており，漠然とした印象から明瞭な思考へ，世間の通念の受容から自分自身の責任における判断へ，客観的な記述から自らが関与する記載へという方向へ，書き手の心理が変化していることを示している。

研究を進めるうえでは，物事を自分の責任で判断する必要がある。著名な研究者が新しい考え方を表明した後で，「実は自分も以前からそう考えていた」と思うことがよくある。しかしそう思いつつも，世間で言われていたことを受け入れていたのは，自分の責任で物事を判断していなかったからである。物事を自分の責任で判断する訓練は，こうした短い文章を書くなかででもできる。簡潔に明確に断定的に書けないということは，自分がよく理解していないこと，考えていないことを示してい

る。

Ⅳ 研究の方法を準備する

 臨床研究でも基礎研究でも,研究は何かの方法を用いて行う。研究方法を身につけることと同時に,研究方法について考えを深めておく。

1. 方法論の特徴を理解する

 研究の方法論には,それぞれ長所と限界がある。長所を生かした使い方をすれば成果があがりやすいし,限界を弁えない使い方では努力が無駄になるかもしれない。そうした研究の方法論の特徴を理解しておくことの重要性について,著者の一人が携わってきた近赤外線スペクトロスコピィ(NIRS)を例に,本項と次項で解説しよう。

 NIRSには,空間分解能が低く脳表面しか測定できないという限界がある。いっぽう,小型の装置で座位など自然な状態で非侵襲的に計測ができるという長所がある。これらはいずれも,NIRSの原理にもとづいた本質的な特徴であり,最初から明らかなことであった。この長所と限界からは,NIRSが精神疾患へ病因・病態の詳細な検討には不向きであること,しかし臨床検査装置としての発展の可能性があることが予想できる。「多チャンネルNIRS測定に最も期待されるのは,疾患診断・重症度評価・薬物反応性予測・再発予測・発病予測・精神的な機能レベル・治療効果の判定のために有用な『簡便で,反復して測定可能で,疾患の本質を反映する,精神疾患についての生物学的指標』を確立することであると予想される」[2]として,研

2．方法論の意義を発見する

　研究の方法論の特徴が理解できていても，その意義を最初から理解できているとは限らない。研究の過程のなかで，研究の方法論の特徴がもつ意義に初めて気づくことがある[4]。

　NIRS 研究を進めるなかで明らかになったことは，時間分解能が高いという特徴の重要性であった。この特徴を生かすと脳機能の時間的変化を捉えることができ，それは fMRI など他の脳機能画像法では得られないデータとなる。精神疾患の脳機能の時間的変化を捉えるという発想を進めることで，精神医療における初めての先進医療「光トポグラフィー検査を用いたうつ症状の鑑別診断補助」を実現することができた。

　研究を進めるなかでもうひとつ気づいたことは，自然な状態で検査ができることの意義である。初期には，被検者への負担が少ないという実際的な利点としてしか理解していなかったが，得られる脳機能データの質に関係することに気づいた。それはNIRS データとの相関が，例えばうつ病における Hamilton 評価尺度得点とよりも Beck 評価尺度得点のように，被検者の自覚にもとづく評価とで得られやすいという経験が出発点になった。

　考えてみると，人間の脳機能が姿勢や環境からの影響を受けることは当然である。とくに情意の領域の機能については，その影響が強いことが予想できる。自然な状態で検査ができることは，とくに情意に関連する機能について実生活に近いという意味で質の高いデータを得ることができるという意義をもって

いたのである。健常者について，自覚的な眠気は背外側前頭前野と，自覚的な疲労感は腹外側前頭前野の機能と関連するという所見を得ることで，この特徴の意義を改めて確認することができた。NIRSがおおまかな測定装置であるにもかかわらず，統合失調症のデータにおいて関連遺伝子の single nucleotide polymorphism （SNP）の影響を認めることができたのも，おそらくはこの点によるものと考えられる。

3．手法研究と疾患研究

 研究の進め方として，ひとつの研究方法を身につけて，それを様々な精神疾患に応用するという進め方がある。手法研究とでも呼べばよいであろうか。もうひとつは，ある特定の精神疾患を研究することに定めて，その疾患にさまざまな研究方法で迫る進め方である。疾患研究と呼べばよいであろうか。そのいずれの進め方をとるかについて，ある程度は意識的でありたい。

 手法研究には，いったん研究方法を身につけると研究成果が出やすいという利点があるが，それだけでは疾患の本質を解明できないというもどかしさがある。いっぽう疾患研究には，疾患の本質を多方面から解明できるという醍醐味があるが，研究方法を身につけるうえでの困難がある。人手と時間との兼合いで決めていくことになる。

 疾患研究がより本格的な研究に思えるが，疾患研究に集中しすぎることがマイナスに働くこともある。著名な研究者の集まりで，「海馬の萎縮の程度について様々な精神疾患を比較するとどういう関係か？」と尋ねてみたが，どなたもご存知なかったという経験がある。後で調べてみると，おおまかには 統合失調症≧PTSD≧うつ病＞双極性障害 という順になるのだが，

疾患研究ばかりではこうしたことを見逃してしまう。そのことによって，海馬萎縮の意義の理解が十分でなくなる可能性が出てくる。疾患横断的な研究から見えてくるものもある。

4．確実なものは何か？

研究に携わるにあたって，年月がたっても意味のある研究であってほしいと考える。研究手法はいずれ古びる。それは避けられない。精神医学において難しいのは，確実なものは何かという点である。疾患研究は診断を基盤にしているが，疾患概念を確実なものと考えてよいかどうか，多くの研究者は疑問に思いつつ研究を進めている。診断基準は順次変更されていくだろうし，近い将来に病因・病態の解明が進んで例えば大うつ病が2つの疾患に分かれるというようなことが起こるかもしれない。そうなったときに，今行っているうつ病研究のうち，どのような研究であれば意味をもち続けられるだろうか。

そう考えると，最も確実なものは症例報告である。100年以上前の記載でも，正確な観察にもとづいたものは現在でも十分な意味をもつ。つまり，個別の症例の症状と経過は最も確実なものであるし，薬物への反応もかなり確かなものである。研究とはいえなくても，素直で緻密な臨床観察は確かなものである。それに比して，診断は時代の影響を強く受ける。診断を抜きにした臨床研究は考えられないが，しかし「確実なものは何か？」という問いは忘れずにいたい。

Ⅴ 研究のテーマを準備する

研究のテーマは，自分で選ぶ場合もあるし，与えられる場合

もある。与えられる場合でも、その細かな点は自分で考えることになる。研究のテーマの選択肢が広いほど、かえって迷う。

1．自分を突き動かすテーマを選ぶ

研究のテーマを選ぶうえで大切なことは、①重要で良いテーマを選ぶ、②情熱・興味・知的好奇心・疑問を抱けることをテーマに選ぶ、という2点である（表1）。テーマの内容についての理性にもとづく判断と、テーマへの動機づけについての情意にもとづく判断といえる。重要で良いテーマへと研究者を突き動かすのが、情熱・興味・知的好奇心・疑問にもとづく動機づけである。必要性に迫られている気分になる、他のこととのバランスを欠いても思わず夢中になってしまう、どうしても拘ってしまう。忙しい臨床の合間をぬって研究を進めるためには、そうした強い動機づけが必須となる。

歴史を振り返ると、時代を動かしてきたのは情熱にもとづく動機づけであった。それが理性にもとづく判断に裏付けられているときに、進歩といえる変化となる。「コルシカ憲法を起草するにあたって民主的制度を想定したのは、ヴォルテールのような合理主義者ではなく、ルソーのようなドグマティストだった。マックス・ヴェーバーが指摘したように、十六世紀ヨーロッパ社会の広範囲な変革を促進したのはヒューマニストの合理主義ではなく、熱狂的な宗教改革だったのである」[8]。医学の臨床研究にもそうした側面がある。

2．臨床のなかからテーマを見出す

多くの臨床研究者は、研究と臨床の掛け持ちであろう。臨床を単なる義務や、生活費稼ぎや、被検者募集のためとするので

はなく，臨床経験のなかから本質的な研究テーマを見出したい。神経科学・脳科学の基礎研究者が行う精神疾患研究とは異なる発想の問題提起をして，それを基礎研究に結びつけたい。

未解明のことが多い精神医学は，研究テーマの宝庫である。「統合失調症ではどうして幻聴が多いのか？」「うつ病を1回の治療で治せないのか？」「身体疾患になるとゆううつな気持ちになるのはなぜか？」「病気と性格の違いは何か？」，そうした患者・家族・医学生からの素朴な疑問はすべて本質的な問題提起である。

多動や不注意があるわけではないのに，診察の際に眼球をしきりに左右に動かす患者さんがいる。心の傷をもつ人が，そのことを話題にしようと努力するが，なかなか言い出せないときに多い気がする。「知らず知らずに自己治療として eye movement desensitization and reprocessing (EMDR) を行っているのだろうか？」と考える。人間には，自己治癒力だけでなく，自己治療力とでもいえるものが具わっているのではないか？

そうした疑問から次のようなことに思い到る。精神科医が日々行っている精神療法や心理社会療法は，最初は専門家という他人が提供するが，それが患者本人に内面化されて初めて奏効する面がおおきい。他者からの働きかけによる受動的な過程として始まったものが，本人のなかに取り込まれて内発的な過程へと発展することで，精神症状への有効性が高まる。それは「意識的な自己治療」の段階であり，自己の思考や行動や感情を自分自身で制御できるようになる「精神の自己制御」への変化といえるだろう。

精神の自己制御能力は，人間に固有の精神機能だろうか？

その背景には，脳機能の自己制御があるのではないか？　内面化され内発的になるということは，脳のどのような機能変化によるのだろう？　精神の自己制御能力は，どのように成立してどのように発達していくのだろうか？[5]

このようにして，臨床的な気づきや疑問や思いつきを出発点にして，基礎研究における本質的なテーマへと発展させ，研究課題へと成熟させていく，そうした問題提起を大切にしたい。基礎研究者にはできない，精神科医だからこそできることである。そうすることで，臨床と研究とが相互に良い影響を与えることができる。

3．自由発想型研究と目標達成型研究

研究には，テーマの発展段階において研究者が自由な発想にもとづいて行う発見的 (heuristic) な研究と，テーマが成熟段階となり見通しがもてるようになった時期において既存の結果を確認する研究がある。あるいはそれほどでなくても，研究を始める前の段階で，得られる結果がおよそ予測できる研究がある。前者を自由発想型研究，後者を目標達成型研究と呼ぶことがある。臨床研究としての evidence-based medicine は後者を指すもので，自由発想型研究の成果を定式化することを目指している。

自分が行おうとしている研究について，どちらの色彩が強いかについて意識しておく。自由発想型研究は魅力的だが成果の見通しは不確実であり，目標達成型研究は確実性は高いが展開は地道である。それぞれの研究を並行して実施しておくと，研究成果についてのリスクを避けつつ，伸び伸びと研究することができる。

税金から研究費を支出する行政の立場として目標達成型研究を求めるのは無理もないが,「研究者の自由な発想の上に立つ基礎研究こそが他の目標設定型研究の基盤となる研究活動であり, 研究の応用開発も地道な基礎研究の蓄積の上に実現されるものである。基礎研究の進展がなければ『目標』も達成困難となり『応用』も現実化しないと思われる。……自由な発想に基づいて研究をデザインし, 研究を思う存分に進展させ, 結果に応じて軌道修正できる研究費による支援こそ研究支援の王道である」(日本神経科学会会長から会員へのメッセージ)[10]。

　この研究の2つのタイプは, 科学や技術の捉え方を反映している。科学や技術は常に発展を続けるものと捉える見方が自由発想型研究の背景にあり, 完成した学問を現実に応用・適用することが科学や技術であるとする見方が目標達成型研究の背景にある。長い目で見れば, 自由発想型研究の進展なくしては科学と文化の発展はない。

4. 明らかになっていること, 明らかでないこと

　研究は, 明らかになっていないことを明らかにすることである。したがって研究テーマを準備するためには, 何が明らかであり何が明らかでないかを知っておくことが必要となる。

　明らかになっていることを知ることは容易である, とまではいえないが, ある程度の労力で知ることができる。例えば, 有名な雑誌の論文を1編読めば, その研究成果を知ることができる。利用者は少ないようだが, PubMedの日付指定機能を利用すると, 直近の論文のみを検索することができる。例えば, 2009/12/24 [edat]：2010/1/1 [edat] AND schizophreniaとすると, 2009年12月24日から2010年1月1日の期間に

PubMed に収載された統合失調症についての論文を検索できる。専門にする一定のテーマについて，自分のスケジュールに合わせて直近の論文だけを継続的に検索するのに便利である。

それに対して，何が明らかでないかを知ることは格段に難しく，しかし重要である。あるひとつのテーマについて明らかになっているかどうかを知るためにでも，文献を十分に検索したり専門家に尋ねたりしてみなければならない。まして，ある分野において重要ではあるが明らかになっていないことが何であるかを知り理解するためには，普段からその分野に精通し勉強を重ねていなければならない。

その意味で，「このことは重要だが明らかになっていない」「このテーマは切実だがこういう理由があり検討されていない」という記載がある総説や解説は信頼できる。本当の専門家による文章は，たとえ中高生向けの易しいものであっても，そうした基本的な考え方や未解明な点が明瞭である。専門家でない執筆者による文章は，「こういう新しい重要な発見があった」ことばかりを強調することになりやすい。信頼できる総説や解説を書くためには，普段からの地道な積み重ねが必要である。

文　　献

1) 有馬朗人：研究者．東京図書，東京，2000．
2) 福田正人，上原徹，伊藤誠ほか：近赤外線スペクトロスコピーによる脳機能イメージング．臨床精神医学，30；937-951，2001．
3) 福田正人：精神科の専門家をめざす－「精神科臨床サービス」自選集．星和書店，東京，2007．
4) 福田正人：精神疾患と NIRS－光トポグラフィー検査による脳機能イメージング．中山書店，東京，2009．
5) 福田正人：精神病理・心理療法と脳科学．金生由紀子，下山晴彦

編：精神医学を知る－メンタルヘルスの専門職のために．東京大学出版会，東京，p.225-255，2009．
6) 福田正人，臺弘：精神科臨床サービスの専門家としての基本と成長．精神科臨床サービス，9；6-13，2009．
7) 飯田真，中井久夫：天才の精神病理－科学的創造の秘密．中央公論社，東京，1972．［岩波現代文庫（2003）に再録］
8) 加藤周一：江戸思想の可能性と現実－享保の二家について．富永仲基・石田梅岩．中央公論社，東京，p.24-25，1984．
9) 野口悠紀雄：「超」整理法1－押出しファイリング．中公文庫，東京，2002．
10) 津本忠治：科学研究費補助金への応募の勧め．神経科学ニュース，117；15-17，2009．

第12章
こころの健康推進を日本の基本政策に
――精神保健と医療の改革の課題――

福田正人[*1]，西田淳志[*2]，岡崎祐士[*3]，小島卓也[*4]

抄 録

　こころの健康は，国民ひとりひとりの権利であり，社会の発展の基盤である。精神疾患はWHOによる障害調整生命年DALYにもとづいて三大疾患のひとつとされ，また自殺など多くの社会問題の背景にこころの健康の問題がある。「国民のこころの健康の危機」という現状を克服するには，精神保健の充実と普及，精神医療の高質化と一般医療化，家族・介護者支援の創設などを始めとする，精神保健医療改革が不可欠である。国や自治体の基本政策にこころの健康推進を位置づけるために，こころの健康と精神疾患についての基本法の制定が望まれる。

▶キーワード：精神保健，精神科医療，こころの健康，政策，三大疾患

ふくだ まさと，にしだ あつし，おかざき ゆうじ，こじま たくや
[*1]群馬大学大学院医学系研究科神経精神医学
[*2]東京都精神医学総合研究所
[*3]東京都立松沢病院
[*4]大宮厚生病院

I 精神保健・医療・福祉を政策として考える必要性

1．当事者や家族のニーズ

「いつもと違う自分に不安を感じても，どうしてよいかわからなかった。どこに相談してよいかわからなかった。早期に支援を受けたかった」(相談窓口の不十分さ，早期支援の必要性)。「こころの病気について知る機会がまったくなかったので，何も知らなかった。学校でも教えてもらったことはなかった」(こころの健康の問題についての啓発の不足)。「危機の時にも誰も助けてくれない。困った時にいつでも相談できて，自宅まで来てくれる支援がほしい」(救急対応の不足，"届く"サービスの必要性)。「病気だけでなく毎日の生活を援助してほしい」(全人的サービスや生活の支援の必要性)。「当事者・家族が利用できるサービスを，どこで誰が提供しているのかわかりづらい」(さまざまな制度のサービスを一体化して提供する必要性)。「複雑な問題をかかえているほど，相談窓口にたどりつけない」(ニーズが高いほどサービスが届かない現状)。「病名と治療法のどちらについても，本人にも家族にも十分な説明がなかった。信頼できる専門家になかなかめぐりあえない」(信頼感のある医療のために必要な時間的余裕の不足，専門家の人材育成の不十分さ)。

ここで紹介したのは，「こころの健康政策構想会議」(http://www.cocoroseisaku.org/ index.html) の提言書で紹介した，精神疾患をもつ当事者や家族の声である。

2. 精神保健・医療・福祉の基礎にある国の政策

「こころの悩みについてもっと良いサービスを受けられれば，回復がずっと順調なのでは」と悔しさを感じている当事者や家族は多い。また，「人手も時間も予算も十分でないために，理想とするサービスが提供できない」と残念な思いをしている専門家も多い。当事者や家族も専門家もそれぞれが一生懸命であるのに，こうした現状が日本にはある。どうしてそうなってしまうのか？　どうすれば今の状況を変えることができるのか？そのためには何が必要だろうか？

個々の場面を見ると，医師が薬にばかり頼りすぎたり，病院が患者サービスよりも収益を優先したり，福祉施設のスタッフ数が貧弱だったり，行政の窓口が不親切だったりすることが原因に思えるかもしれない。しかしその多くは，背景にある精神保健・医療・福祉システムの不十分さが，個々のスタッフや施設の問題であるかのように見えているのである。

個別の問題と思えることの背景に，全体としてのシステムの不十分さがある。そしてその精神保健・医療・福祉システムは，日本の法律と政策により定められている。したがってその法律と政策を変えることこそが，根本的な解決となる。精神保健・医療・福祉のサービスについて政策という視点から捉え，法律という解決法を考える理由はここにある。

3.「こころの健康政策構想会議」の提言

「こころの健康政策構想会議」の提言は，こうした考え方に基づいたものである。

2009年末に，NHKテレビの「クローズアップ現代」が，精神保健医療の改革に取り組み，アウトリーチなど充実したサ

ービスを実現したイギリスの様子を紹介した。この番組を目にした長妻昭厚生労働大臣（当時）が，日本でも同じような仕組みを作りたいと，出演していた岡崎祐士・都立松沢病院院長に改革の提言作りを依頼した。こうしてできたのが「こころの健康政策構想会議」であった。90名の関係者が手弁当で取り組み，2カ月間で作成した提言を大臣に手渡した。

この取り組みには2つの特徴があった。ひとつは，「当事者や家族をはじめ国民のニーズを主軸に据えた改革」を目指した点である。90名の委員のうち当事者・家族が30％をしめ，サービスを提供する側の視点からではなく，国民のニーズを基本に提言をまとめた。もうひとつは，精神保健・医療・福祉について，総合的な提案を行ったことである。現場の悩みを解決するためには，こころの健康についての位置づけを国全体として見直し，抜本的な政策転換を行って総合的な取り組みを進めることが必要であると訴えた。さまざまな事情から，これまでそうした総合的な提案は少なかった。提言では，「高質と効率の双方を重視したサービスモデルへの転換」，「数値目標およびその期限と達成戦略を明確にした手法」の重要性を指摘した。

提言の基本である「こころの健康推進を日本の基本政策に！」は，こうした考え方にもとづくものである。以下，提言のポイントを解説する（図1）。なお，文中の新たな組織等の名称はすべて仮称である。

II　こころの健康推進を日本の基本政策に

1．国民の基本的権利，社会の基盤としてのこころの健康

精神保健・医療・福祉は，精神疾患を始めとするこころの健

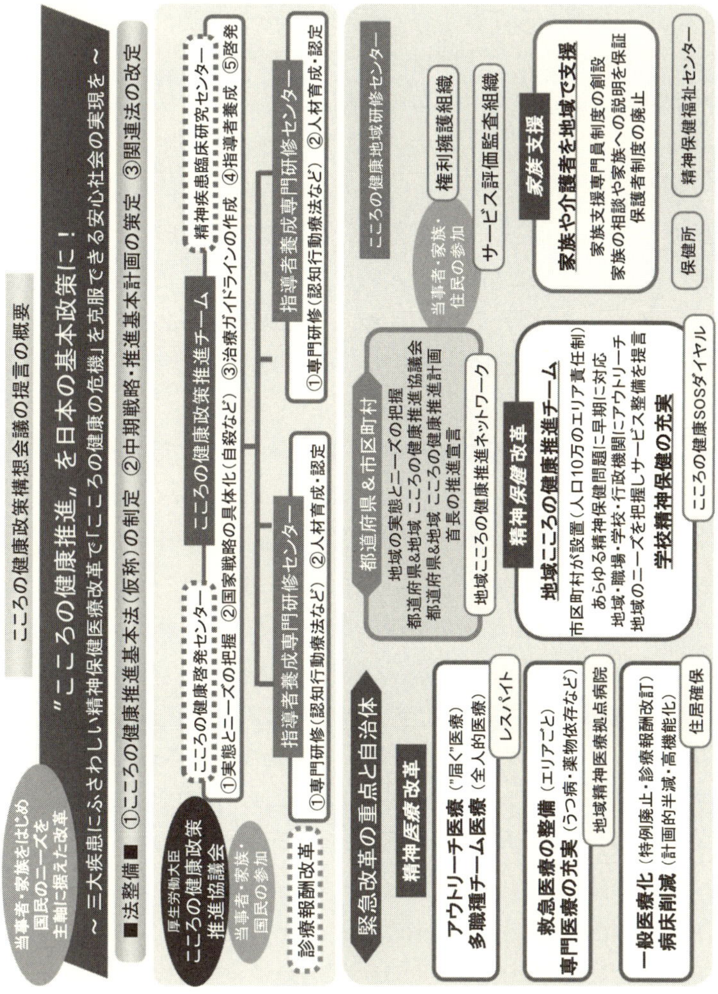

第12章 こころの健康推進を日本の基本政策に

こころの健康政策構想会議の提言の概要

当事者・家族をはじめ国民のニーズを主軸に据えた改革

"こころの健康推進"を日本の基本政策に！
～こころの健康にふさわしい精神保健医療改革でこころの健康の危機を克服できる安心社会の実現を～

■法整備　①こころの健康推進基本法（仮称）の制定　②中期戦略・推進基本計画の策定　③関連法の改正

厚生労働大臣 こころの健康政策推進協議会
当事者・家族の参加

こころの健康政策推進チーム

- こころの健康啓発センター
  ①実態とニーズの把握　②国家戦略の具体化（自殺など）⑤啓発
- 精神疾患臨床研究センター
  ③治療ガイドラインの作成　④指導者養成　⑤啓発
- 指導者養成専門研修センター
  ①専門研修（認知行動療法など）②人材育成・認定

診療報酬改革

緊急改革の重点と自治体

精神医療改革

- アウトリーチ医療（"届く"医療）
- 多職種チーム医療（全人的医療）
- レスパイト
- 救急医療の充実
- 専門医療の整備（うつ病・薬物依存など）
  エリアごと
  地域精神医療拠点病院
- 一般医療化（特例廃止・診療報酬改訂）
  病床削減（計画的半減・高機能化）
- 住居確保

こころの健康地域推進チーム

- 都道府県・市区町村
  地域の実態とニーズの把握
  都道府県&地域 こころの健康推進協議会
  都道府県&地域 こころの健康推進計画
  首長の推進宣言
  地域こころの健康推進ネットワーク
- 市区町村が設置（人口10万のエリア責任制）
  あらゆる精神保健問題に早期対応
  地域・職域・学校・行政機関にアウトリーチ
  地域のニーズを把握しサービス整備を提言
- 学校精神保健の充実
- こころの健康SOSダイヤル

家族支援

- 家族や介護者を地域で支援
  家族支援専門員制度の創設
  家族支援機関による説明の保証
  保護者制度の廃止

当事者・家族・住民の参加
- 権利擁護組織
- サービス評価監査組織
- 保健所
- 精神保健福祉センター

① 専門研修（認知行動療法など）②人材育成・認定
指導者養成専門研修センター

図1　こころの健康政策構想会議による提言の概要

康の問題について、予防に努め、回復を図り、障害を支援することを目指す。そうした専門分野からの視点を離れて、より広い社会の立場からこれを捉え直すと、精神保健・医療・福祉とはこころの健康という国民の基本的な権利を実現し、それを通じて社会を発展させるという活動である。つまり、個人にとっても社会にとっても、その最も基本となる役割を担っている。

社会として考えると、こころの健康の問題は精神疾患として認められるだけでなく、緊急の社会問題という形で表れる。自殺、虐待、ひきこもり、ドメスティック・バイオレンス、不登校、いじめ、「ドラッグ」、うつ、飲酒運転、路上生活者、孤立、これらすべての問題の基礎には、こころの健康の問題がある。

2.「国民のこころの健康の危機」という現状と三大疾患としての精神疾患

現在の日本は、受診中の精神疾患患者だけでも300万人以上、つまり国民の40人に1人にのぼり、生涯を通じると少なく見積もっても5人に1人が精神疾患に罹患するとされている。こころの健康の問題は、国民すべてに関わる問題である。また、年間自殺者は12年連続で3万人を超えており、亡くなる方の40人に1人以上が自殺によるという先進国で最悪の状況にある。この2つの数字に代表されるように、「国民のこころの健康の危機」といえる現状にある。

WHOは政策における疾患の重要度の指標として、障害調整生命年 (disability-adjusted life years:DALY;健康・生活被害指標) を用いている。これは病気により失われる命 YLL (years of life lost) だけでなく、障害により損なわれる健康生活 YLD (years lived with disability) を総合して病気や

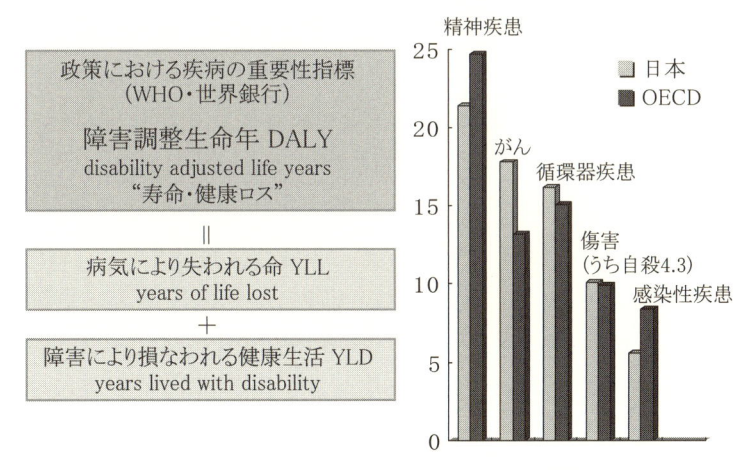

図2 WHOによる障害調整生命年DALYの統計

障害による損失の大きさとし，政策における優先度の指標とするものである。日本を始めとする先進国ではそのトップが精神疾患である（図2）。それは，精神疾患が生活障害（つまりYLD）の原因となりやすいからである。

3．国の基本的な政策としてのこころの健康

これまで国民のこころの健康についての国の施策は，「重症化した精神疾患患者におもに民間病院に依存して入院医療を提供する」ことを中心としてきた精神科医療に代表されるように，顕在化し深刻化した個々の問題への対策の積上げにとどまってきた。しかもその医療サービスにおいては，精神科だけが低い水準でよいとされ（医師数が他の医療の1／3でよいとされるいわゆる精神科特例），国の法律・医療制度として精神疾患患者への差別が今も続いている。

DALYにもとづいて精神疾患を三大疾患のひとつと位置づ

けた施策を行ってきているイギリスと比べると，日本ではからだの健康に比べてこころの健康の位置づけが低く，保健・医療・福祉のいずれの分野においても社会としての取り組みがDALYの水準にふさわしくない状況にある。日本においても，精神疾患を三大疾患のひとつとして位置づけ，国の基本的な政策として取り組む必要がある。

Ⅲ　こころの健康問題の特徴に合わせたサービス

1．見えにくい問題，届きにくいサービス，変わりやすい状態

こころの健康の問題には，からだの健康の問題や知的な発達の問題と比べた場合に，3点の特徴がある。精神保健・医療・福祉サービスについての改革は，この特徴を踏まえて進める必要がある。

第一は，問題が見えにくいという特徴である。こころの健康に問題があるということ，感じている困難がこころの健康の問題によるものだということが，本人にも家族にも周囲の人にもわかりにくく，そのためなかなかサービスにたどりつけない。したがって，こころの健康の問題を早期に発見し，速やかに対応できるような仕組みが必要で，具体的には精神保健の充実と医療との適切な連携である。

第二は，「サービスの必要性が高いほどサービスが届きにくい」という特徴である。病気の知識や相談先についての情報の不足，こころの問題を認め相談に出向くことをためらう気持ち，精神疾患の症状のために病気を認識できずサービスを拒否するなどさまざまな理由で，サービスの必要性が高いほどサービスが届きにくい。

第三は，状態が変わりやすいという特徴である。保健としての問題と思えたことや長期化したり，福祉の対象と見えた事態が急に医療を必要とするようになることがあり，また医療での解決が速やかに進んですぐに保健や福祉のサービスが求められることがある。サービスは，提供する側の都合で保健・医療・福祉と制度が分かれているが，こころの健康問題の当事者にはそれらが一体として届く仕組みが必要である。

2．全人的サービスを当事者に届ける──多職種チームによるアウトリーチ

　こうした特徴に対応できるよう，保健・医療・福祉すべての分野で，多職種チームによるアウトリーチをサービスの基本にする。当事者がサービスに近付く，つまり入院や入所を前提としたサービスではなく，サービスが当事者に近付くという「届くサービス」(アウトリーチ) である。医師だけでなく，看護師・作業療法士・精神保健福祉士・薬剤師・臨床心理職などの多職種の専門家がチームを組むことで，症状や，こころの辛さや，日々の生活や働くなかでの困難について，薬による治療だけでなく，心理的なサポートや，生活や就労の支援を提供する。当事者のニーズ全体に見合ったサービスをケアプログラムにもとづいて届けることで，全人的サービスにより当事者の生活全体を支えていく。こうした，家庭や地域で専門的なサービスと生活の支援を受けられるようにする仕組みは，先進国における標準的な姿である。

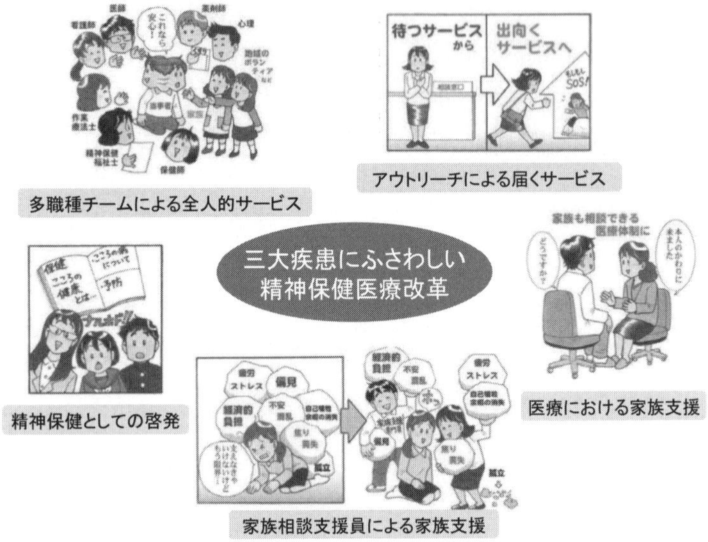

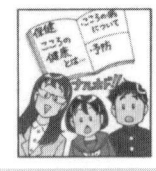

図3 精神保健医療改革のイメージ

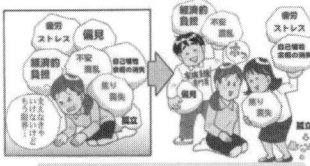

Ⅳ 精神保健・精神医療・家族支援の改革（図3）

1．地域こころの健康推進チームの創設（精神保健）

市区町村が主体となる「地域こころの健康推進チーム」を創設し，多職種チームによるアウトリーチ活動を通じて，こころの健康問題をかかえる住民を支援したり啓発活動を行うなどの，精神保健機能を担当する。人口数万人を対象としたエリア責任制で，年間365日活動し，夜間は電話相談を基本にする。例えば，1エリアあたり10人からなる1チームの割合での設置を想定する。

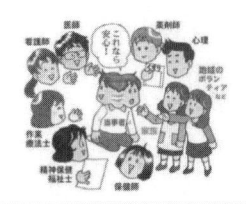

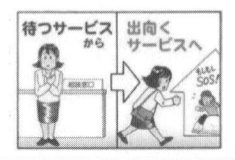

具体的な役割としては，次のような内容が考えられる。電話

などで最初の相談窓口となる（サービスの入口「こころの健康SOSダイヤル」），相談者のところに出向いて相談を受ける（アウトリーチ），相談内容にもとづいて必要なサービスへと結びつける（トリアージュ），自殺未遂者やひきこもりなど医療に結びついていない住民を継続的に支援する（継続相談），医療が必要な場合の橋渡しをする（医療アウトリーチとの連携），学校・職場・児童相談所・生活保護窓口などこころの健康問題についてニーズが高いところに出向き助言や啓発を担当する（助言と啓発），精神疾患からの回復者への支援（アフターケア），そうした活動を通じて地域のニーズを把握し不足しているサービスを明らかにする（ニーズ調査と行政への提言）。これらの活動を通じて，住民のこころの健康問題のすべてに対応することを目指す。

2．国民のニーズに見合う医療サービス（精神医療）

地域こころの健康推進チームが十分に機能を発揮するためには，それを支える精神医療サービスが不可欠である。以下に挙げる内容により，精神医療サービスを国民のニーズに見合うものへと高めていく。

第一は，医療においても多職種チームやアウトリーチを実現することである。外来でも入院でも，必要に応じて多職種チーム医療により全人的医療が実現できれば，例えば投薬ばかりに頼る医療を変えていくことができる。また，医師ばかりがサービスの担い手にならなくて済むようになれば，3分診療を30分医療へと変えていく手がかりを摑むことができる。さらに，医療機関からのアウトリーチ医療を普及させることで，在宅中心の医療を進めることができる。

第二は，救急医療の充実である。現状では，救急医療を24時間提供できる体制が不足しているので，救急医療をエリアごとに整備する。求めがあった場合には，まずアウトリーチで当事者のもとに出向き，地域で生活をしながらの治療を図る。それが難しい場合には，速やかに入院医療に結びつけ，できるだけ短期間での退院を目指す。さらに，数日で回復が期待できる際に利用できる施設として，外来と入院の中間にレスパイトのような短期宿泊施設を整備し，当事者も家族も利用できるようにする。

　第三は，専門医療の普及である。いずれの地域でも不足が顕著な児童思春期・薬物依存・身体合併症についての専門医療，普及が急がれるうつ病や不安障害や統合失調症などについての認知行動療法や認知症の精神症状や行動障害への対応について，どの地域でも専門医療が受けられるよう普及を図る。こうした取り組みを通じて，入院医療についても外来医療についても，専門分野を明確にした機能分化を進める。

　以上のような精神医療サービスの改革を進めるために，①いわゆる精神科特例を廃止して，精神医療の人的配置と診療報酬を一般医療と同等にし，それに見合って高規格化した医療を評価するように診療報酬制度を改訂する，②それに先立ち，当事者が住む場所や医療と生活支援のサービスを受ける権利を失うことがないよう十分な配慮をしつつ全国の精神病床を半減することを決め，その期限を定めて実行のための計画を立てるなど，国の政策を改めて長期計画を明確にする。

3．介護者を地域社会で支援（家族支援）

　こころの健康の問題について，家族を始めとする周囲の人々

の力は専門家以上に大きい。しかし，そのことを理由にこれまで家族は，こころの健康問題についての保健・医療・福祉が不十分な点，本来社会が負担すべきことまでも肩代わりせざるを得ない立場に追い込まれ，そのことが社会的な孤立をも招いてきた。そうした状況を改善して，家族を始めとする介護者が安心して介護に携われるような家族全体を支援する体制を整える。

具体的には，①家族支援専門員制度の創設を柱とした，家族全体を支援する仕組みを作り，家族や介護者としての立場でなければできないような支援や介護を当事者に向けられるようにする，②医療において家族の位置づけを明確にして，家族の相談や家族への説明が十分に行えるようにする，③入院をめぐって当事者との関係を悪化させる危惧をなくし，家族には家族としての支援に専念してもらえるよう，精神保健福祉法による医療保護入院などの非自発入院における保護者制度を廃止して，同意や人権擁護については別の制度を検討する。

Ⅴ　改革を実現するための制度の整備

1．こころの健康問題についての啓発の推進

地域こころの健康推進チームによる地域レベルの取り組みと，国全体の取り組みを組み合わせることで，こころの健康問題についての啓発を進める。このことが，精神疾患についての偏見や差別をなくしていくことの基盤になる。こころの健康問題は若年から始まることが多いという特徴があるので，とくに中学校や高校など学校教育のなかでこころの健康のテーマを取りあげるとともに，青少年になじみやすいスペースを設けて気軽に情報を受け取れるような工夫を推進する。

2. 権利擁護組織やサービス評価組織の設置

非自発入院についての精神医療審査会に相当する組織として,アウトリーチなどの医療をはじめ保健や福祉についても当事者の権利を擁護するために,当事者・家族・一般市民を中心とした権利擁護組織を設置する。権利擁護の求めがあった時だけでなく,日常的に保健・医療・福祉のサービスを実地でチェックし,改善を勧告する権限をもち,当事者の権利擁護に努める。

また,こころの健康についての保健・医療・福祉のサービスの評価を推進する。サービスを実地で評価し点検するために,当事者・家族・一般市民を中心とし医療や評価の専門家を加えた評価・監査組織を設置し,それぞれのサービスがどのくらい役立っているか(アウトカム)を評価してその結果を公表し,利用者に役立つ情報として提供する。また,それぞれのサービス提供者がその内容や評価をみずから公表する取り組みを進める。これらには,地域で必要な公的業務への協力など,地域のネットワークへの貢献も含むこととする。

3. 人材育成の取り組み

こころの健康についてのサービスにおいては,人によるサービスがすべての基本である。利用者や家族の尊厳と権利を守り信頼関係を築くことができるという基礎のうえに,専門的な知識と技術と経験をもち,チームワークや連携を通じてサービスを提供することで,病気だけでなく生活や人生を相談できる専門家の育成に取り組む。

総合的な人材育成システムのひとつとして「こころの健康地域研修センター」を設置し,改革にともなって必要となる専門家向けの転換教育,家族支援専門員など新たに設ける専門職に

ついての専門教育，これから専門家に育っていく人材についての専門職教育などを，実践を含めて行う。また，精神科医が最初に教育を受ける場となることが多い大学病院において，多職種が勤務しておらず，入院医療中心の経験となりがちな現状を変えていく。

4．自治体での取り組み

市区町村の実情と実態に合わせてこころの健康の推進を図るために，「市区町村こころの健康推進協議会」を設置し，そこで「地域こころの健康推進計画」を策定する。

協議会の委員には当事者・家族・一般市民も参加し，住民としてのニーズを明確にする。さらに，地域こころの健康推進チームが把握した情報をもとに，その地域で進めるべき施策を明らかにして，地域こころの健康推進計画を策定する。この地域こころの健康推進計画を通じて，保健・医療・福祉について民間の専門職や専門施設と行政などの公的機関が連携した，「地域こころの健康推進ネットワーク」の構築に努める。この協議会の求めるところをもとに，首長は，「こころの健康推進宣言」を毎年行い，地域でこころの健康推進に取り組みやすい環境を整備する。

都道府県も市区町村に準じた取り組みを行い，市区町村におけるこころの健康推進に関わる計画策定や実施を支援するとともに，その実施に必要となる専門的な知識と経験をもつ人材の確保，養成，資質の向上のために必要な施策を策定し実施する。

5．国としての取り組み

上記のような地方での取り組みを進めるため，厚生労働大臣

のもとに「こころの健康政策推進協議会」を設置し,改革の実現を推進し確実にする。また,その方針にもとづいて具体的な施策を進める「こころの健康政策推進チーム」を設置する。このチームは,さまざまなこころの健康問題をもつ当事者や家族の実態把握,自殺対策など国家戦略の具体化,精神疾患治療ガイドラインの作成,専門サービスの指導者養成,国レベルでの啓発活動,臨床研究推進などについて施策立案を担当する。それにもとづき,人材育成のための指導者研修を担当し,また都道府県による専門研修などの人材育成を支援する。また,厚生労働大臣は本改革が実現できるよう必要な予算の保証と診療報酬改革に取り組むとともに,こころの健康問題の重要性と施策の必要性に見合うよう,担当部署(現・精神障害・保健課)の体制やあり方を見直す。

さらに,これらの取り組みについて法的な整備を行うために,厚生労働大臣のもと中期戦略を速やかに策定したうえで,「こころの健康の保持および増進のための精神疾患対策基本法」を制定し,それにもとづいてこころの健康推進基本計画を策定し,さらに精神保健福祉法など関連する法律の見直しを進める。

この改革については,国家的戦略課題であるという重要性に鑑みて,従来の医療費の再配分という枠組みを越えて,優先的に予算を投入することを検討する。とくに大幅な改革になる移行期については,一時的な予算の増額を保証する。

[付記]
本稿は,「こころの健康政策構想会議」の提言書をもとにしたものです。図3のイラストは,漫画家・中村ユキ氏が「こころの健康政策構想会議」に提供してくださったものです。

第13章
統合失調症における日常生活の障害

福田正人[*]，井田逸朗[*]，大嶋明彦[*]，三國雅彦[*]

抄 録

　統合失調症で認められる日常生活の障害は，その特徴的な症状とならんで疾患の本質的な部分であり，診断においてはその存在が必要であり，治療においては計画立案・効果評価・転帰予測に有用とされる。日常生活の障害は，障害が認められる場やその機能領域に基づいて整理されることが多いが，脳科学の成果に基づくと障害の対象にしたがって「事物についての障害」「他人についての障害」「自分についての障害」「脳障害と関連する非特異的な障害」に分類することができる。こうした整理により，日常生活の障害を統合失調症の病態と関連させて理解することが容易となり，治療やリハビリテーションにおける指針が得やすくなると期待できる。

▶キーワード：統合失調症，生活障害，認知機能，社会的認知，脳科学

ふくだ まさと，いだ いつろう，おおしま あきひこ，みくに まさひこ
[*]群馬大学大学院医学系研究科脳神経精神行動学教室

I 捉えにくい日常生活の障害

1．日々の生活でいろいろ困る

統合失調症患者の日常生活にさまざまな障害を認めることは，統合失調症の医療・福祉に携わるスタッフであれば誰でもよく知っていることである。みずからの経験から具体例を挙げるのは容易なことだが，全体としてどういう障害であるかを誰かに説明しようとすると，意外に難しい。患者の家族・友人・同僚は，日常生活の障害を医療・福祉スタッフよりさらに身近に感じてはいる。しかしそれが障害であるのか，それとも能力の低さ・性格の偏り・やる気の問題なのかと考えると，知識として障害であるとわかってはいても，やはり内心しっくり来ないところがある。それは当事者である患者本人も同じことで，自分のことでありながら，何がどう苦手なのか，どうしてそうなのかは，漠然と感じられるだけのことが多い。だがとにかく，日常生活でいろいろ困る。症状があって辛いうえに，日常生活の障害があって困る，という二重の困難である。

2．日常生活の障害は統合失調症の本質的な部分である

しかしこの日常生活の障害は，統合失調症という病気の本質的な部分であると考えられている。例えばアメリカ精神医学会が作成した「精神疾患の診断・統計マニュアル第4版」（DSM-IV）では，統合失調症の診断のためには，「特徴的症状」（項目A）が存在するだけでなく，「社会的または職業的機能の低下」として「障害の始まり以降の期間の大部分で，仕事，対人関係，自己管理などの面で1つ以上の機能が病前に獲得してい

た水準より著しく低下している」ことを求めている（項目B）。「診察室で症状の話を聞いているだけでは，診断も治療もうまくいかない。患者さんの日常生活・人付き合い・仕事について，情報を集め自分の目で確かめなければだめだ」と新人の精神科医が先輩から教えられることの意味は，ここにある。

この重要ではあるが捉えにくい日常生活の障害を少し整理してみようというのが，本稿の目的である。

Ⅱ 日常生活の障害を捉える視点

1．場と機能領域から捉える

日常生活の障害を捉える視点はいろいろある。

わかりやすいのは，障害が認められる「場」を基準に捉える視点である。世界保健機関（WHO）が作成した国際疾病分類（ICD-10）における多軸診断記載票（Multiaxial Diagnostic Formulation Form）の第Ⅱ軸・能力障害においては，障害を検討する領域として「A.個人的なケア，B.仕事，C.家族と世帯，D.より広い社会関係」の4領域を挙げ，それぞれについて0点（能力障害なし）～5点（最高度の能力障害）で評価するとしている[10]。

もうひとつは，障害を「機能領域」ごとに捉える視点である。DSM-Ⅳの第Ⅴ軸は「機能の全体的評定（global assessment of functioning：GAF）尺度」であり，そこでは機能領域を「心理的機能，社会的機能（対人的機能），職業的機能（学校の機能）」の3領域に分けている。こうした評価を行うことの意義について，「Ⅴ軸は，その人の機能の全体的なレベルについての臨床家の判断を記録するためのものである。この情報は，

治療の計画を立て，治療の効果を評価し，また転帰を予測することに役立つ」と，その冒頭で簡潔に述べている。

2．日常生活の障害は治療にとって不可欠である

このように日常生活の障害を「場」や「機能領域」から捉えるという話は，いずれもあまりにも当然すぎて，視点というには拍子抜けする内容である。しかしこうした自然な捉え方が，治療の計画立案・効果評価・転帰予測のいずれにおいても有用であるという指摘は，その意義を物語っている。日常生活の障害は，その「存在」が診断において必要であり，その「評価」が治療にとって不可欠だということである。

III　日常生活障害の評価は難しい

1．ほど遠い標準化

日常生活の障害は，II節で述べたような方法を用いることで全体的に評価することができる。しかし，日常生活の障害を分類してもう少し具体的に評価しようとすると，とたんに困難に出合うことになる。

現状で利用可能な「社会機能のアセスメントツール」は，「現在のところ，社会機能の評価は標準化とはほど遠い状況」にあり，その理由は，①社会で生活するための能力が多岐にわたり網羅的な評価が難しい，②社会の規範や価値観が評価に含まれざるを得ないことから，文化や立場を超えた普遍的な評価方法には困難がある，③行動レベルでは把握できない評価内容も含まれるために妥当な方法論を構築しにくく，充分に客観性が保証されたものが少ない，ことであるという[4]。

2．日常生活の障害を脳機能障害から捉える

そこで，このような難しさを乗り越える方法として，日常生活の障害を脳機能障害の観点から捉え直すことが考えられる。最近の脳科学の進歩は，日常生活の障害を「障害の対象」の視点から捉えることが有用である可能性を示唆している。脳における情報処理は，おおまかに分けると「事物／他人／自分」の3者で異なるシステムを利用しているからである。これを利用すれば，統合失調症における日常生活の障害も，「物についての障害」「他人についての障害」「自分についての障害」の3群に分けて考えることが有用で合理的であるかもしれない。そこで以下，この視点から日常生活の障害を整理してみたい。

Ⅳ 事物を対象とした障害―「認知機能障害」

1．神経心理検査で測定できる認知機能障害

統合失調症に認める日常生活の障害のうち「作業への集中が続かない」（注意持続障害），「指示をすぐ忘れてしまう」（言語性記憶障害），「手先の作業がうまくできない」（視覚-運動処理障害）などの障害は，事物を対象とした場合に認められる障害とまとめることができる。こうした日常生活における障害は，神経心理学的検査を用いて検査場面でも測定することができることがわかってきており，「認知機能障害」と呼ばれる。

従来この認知機能障害は，統合失調症の日常生活の障害の背景となっていると同時に，幻覚・妄想・自我障害など陽性症状の基盤でもあると考えられてきた。陽性症状は認知の障害と考えることができるので，これは自然な発想であった。しかし認知機能障害についての一連の研究結果から，①認知機能障害と

陽性症状との関連は乏しく，抗精神病薬の抗幻覚妄想作用も認知機能障害とは関連しない，②認知機能障害は臨床症状以上に統合失調症患者の生活における機能レベルと関連する，ことが明らかとなった[1,3]。つまり，いずれも認知の障害と関連しているように思えるが，陽性症状の背景としての認知の障害と，日常生活障害の背景としての認知機能障害は別個のものであるという意外な結果だったのである（ただし，両者のいずれに対しても認知障害という用語を用いることが多い）。

2．統合失調症における認知機能障害

この認知機能障害の具体的な内容としては，（特に言語性の）記憶・学習／注意／視覚-運動処理などの領域[12,13]，注意／エピソード記憶／実行機能（executive function）やワーキング・メモリーの3領域[2]，における障害が中核とされている。つまり，情報の入力から行動の出力までの過程のうちで，言葉を記憶し（言語性記憶），物事に注意を向け（注意機能），それに基づいて行為・運動を行う（実行機能），という段階の障害が強いということである。これらの認知機能障害が生活の機能レベル障害と強く関連しているという結果は，統合失調症における日常生活の障害がこうした事物を対象とした認知機能障害を背景としたものであることを示している。

こうしたことから，統合失調症において強く障害されておりしかも機能レベルと関連の深い認知機能をとりあげ，その障害を簡便かつ信頼性高く評価する方法の確立が試みられている[6]。そこに含まれているのは，言語性記憶，ワーキング・メモリー，運動速度，言語流暢性，注意・情報処理速度，実行機能，の6領域である。

Ⅴ 他人についての障害

1．社会機能と認知機能障害

統合失調症に認める日常生活の障害のうち,「自分中心に物事を捉えて,他人の考えが理解できない」(他人の考えの理解障害),「相手の視線や気持ちを誤解する」(被害的な構え),「気配りや場に相応しい行動がとれない」(人付き合いの障害)などの障害は,他人を対象とした場合に認められる障害とまとめることができる。

こうした他人を対象とした「社会機能」も,Ⅳ節で述べた認知機能により支えられていることは,事物についての認知と共通した点である。統合失調症における社会機能を生活機能・対人機能・労働機能の3領域に分け,認知機能障害との関連を検討した結果は,「対人機能は実行機能をはじめとする広範な認知障害との関連が認められ,記憶機能ではワーキングメモリー,注意機能では注意の維持,選択的注意機能の障害との関連が認められた。……対人機能習得に関しては,特に言語性のワーキングメモリーが予測因子となっている」とまとめられている[7]。

2．対人機能の独自性―「社会的認知」

このような事物と人についての情報処理に共通な認知機能に加えて,人についての認知には事物についての認知とは別の要素が含まれることが,脳研究から明らかにされてきた新しい知見である。これは認知神経科学の領域では社会的認知(social cognition)と呼ばれ,「同種メンバーで構成される集団の中で,刻々と変化していくメンバーの相互関係を把握し,それに応じ

て次にとるべき行動を臨機応変に選択し，適応的に生存していくための基盤となる認知機能」であり，「特にヒトの場合には，他者に共感し，他者の行動を理解・予測・操作する能力」を指すとされている[5]。

こうした社会的認知には事物についての認知とは別の要素が含まれていることが，脳機能研究から明らかになったのである。具体的には，顔を識別して相手が誰であるかを同定する（紡錘状回），視線・口・手などの動きから相手の情動・意図・志向性を推測する（上側頭溝周辺），という過程である。他人に対する時には，相手の性別や年齢がわかるだけでは不十分で，相手が誰であるかを特定できなければ，適切な行動をとることができない。また，他人に接する時には，目や口の位置や形がわかるだけでは不十分で，その動きを正しく認知してそこから相手がどんな気持ちで何をしようとしているのかが推測できなければ，適切な対応をすることができない。

こうして考えると，他人についての社会的認知は，事物についての認知が複雑に組み合わされて構成されているというだけではなく，独自の過程が含まれていることがわかる。統合失調症における日常生活の障害を考える場合に，Ⅳ節で述べた事物を対象とした障害とは区別して他人を対象とした障害を考えることが必要となるのはこうした理由からである。

Ⅵ 自分についての障害

統合失調症に認める日常生活の障害のうち，「身だしなみなど身の回りのことがきちんとできない」（身辺自立の障害），「生活のリズムが乱れやすく，安定性や持続性に乏しい」（自律

性の障害),「生きがいや動機付けに乏しい」(意思・意欲の障害),「社会的に不適切な行動をとりがち」(社会性の障害) などの障害は,自分についての障害とまとめることができる。こうした障害はしばしば患者の生活を大きく障害するが,なかなか捉えどころがないものである。最近になって,前頭葉眼窩面の前頭葉腹内側部という部位が,こうした障害と関連する可能性が明らかとなり,ようやく理解の手がかりがつかめてきている。

この前頭葉腹内側部は,意思決定や行動選択を担う脳部位であり,その機能は次のように説明されている[5]。人間は,自分に関連したものや出来事に対すると,迅速に「良い―悪い」というプリミティブな評価を行う。この反応は多く無意識的であり,身体的な反応や主観的な感情をも含むものである。このような身体内部に生じる情動反応と外部環境についての認知とを結びつけて,社会的に適切な行動を導くのがこの前頭葉腹内側部であるというのである。こうした脳部位の機能が損なわれれば,意思決定や行動選択が損なわれることになるから,その結果として上で述べたような自分を対象とした生活障害が生じることが予測できるのである。

Ⅶ 非特異的な日常生活の障害

1. 特異的な障害と非特異的な障害

(狭い意味の) 医学では疾患の診断が基本になるから,日常生活の障害を捉える場合にもそれぞれの疾患に「特異的な障害」に注目するという発想となることが多い。これに対してリハビリテーション医学や福祉の領域では,その働きかけがなる

べく多くのユーザーに有効であることを目指すから,日常生活の障害を捉える場合にもさまざまな疾患に共通して認められる「非特異的な障害」に着目する傾向がある。

IV, V, VI節で述べた日常生活の障害は,必ずしも統合失調症に特異的に認められると限るわけではなく,強弱の差はあっても広く精神疾患に共通する場合があることは,精神疾患の医療・福祉に携わっているとしばしば経験するところである。さらに精神疾患に限らず,頭部外傷後の高次脳機能障害で認められる行動障害は,統合失調症で認められる日常生活の障害と共通することが多い。その例としては,次のような点が挙げられている[8]。

2. 脳障害と関連した日常生活の障害

(1)行動の全体的なパターンとしては,①自分から何かしようと行動を起こさない,促されないとやっていたこともやめてしまう,周りに起きている事柄に関心を示さない(意欲・発動性の低下),②飽きっぽくなってすぐにいやになる,ちょっと難しくなると考えることを放棄する,注意が続かずすぐほかのことに気をとられてしまう,疲れやすい(持続力の低下),③やり始めるとやめられない,一度決めたことを状況に合わせて変更できずにやり続ける,同じことを何度でも言ったりやったりする(固執性)。

(2)他人との感情交流については,④相手の気持ちや状況を思いやる共感性が乏しい(共感性の低下),⑤怒りの感情がコントロールできない(感情のコントロール低下)。

(3)行動の適切性については,⑥思い込みや独特の理屈で考えや行動を決定して常識的な判断が難しい(常識的判断の障害),

⑦場の状況を判断し，先を予測することが苦手で，自分の思いついたことを抑制して吟味する力が弱い（場面にそぐわない不適切な行動），⑧欲しいと思うと我慢できない（欲求のコントロール低下）。

こうした日常生活の障害が，高次脳機能障害と統合失調症で共通して認められることは，これらが脳の障害とより密接に関連していることを示している。実際，統合失調症におけるこれらの障害の改善がいずれも難しいことはしばしば経験するところであり，日常生活の障害のうちで脳障害と関連したものは改善が難しいことを示唆しているのかもしれない。

Ⅷ 日常生活の障害の起源

1．日常生活の障害は発症以前から認められる

以上，事物についての日常生活の障害（Ⅳ節），他人についての日常生活の障害（Ⅴ節），自分についての日常生活の障害（Ⅵ節），脳障害と関連した非特異的な日常生活の障害（Ⅶ節），としてまとめた日常生活の障害が，統合失調症の本質的な部分であり，しかも精神症状とはある程度独立していることはⅠ節の2で述べたとおりである。そのことは，日常生活の障害が出現してくる過程を縦断的に検討しても明らかとなる。

日常生活の障害が，統合失調症の精神症状が顕在化（臨床的発症）する以前から徐々に出現してくることは，病前特徴研究から指摘されている[11]。それによると病前特徴は，行動傾向，課題の遂行（学業成績など），対人関係，社会的自我の成熟，の4領域に認められ，「行動特徴の差異は，発達上の分岐として小学校高学年，すなわち第2次性徴期初期あたりから顕著に

なる」もので,「自我が芽生え,社会的な関係性が能動的に広がり始める第2次性徴期初期において,その変化に対応するための社会能力の獲得が,統合失調症患者の病前期において,ひとつの越えがたいハードルとなっていることが推測される」という。精神症状の顕在化以前から日常生活の障害が認められるというこの所見は,未解明の点が多い統合失調症の発症メカニズムと関連するものであると推測され,またその早期発見と発症予防へと道を開くものである。

2．年齢ごとの日常生活の障害

この日常生活の障害の顕在化を,もう少し詳しく時期ごとにみると,次のような年齢でそれぞれ生じてくるという。

(1)乳幼児期:集中力の乏しさが認められ,また,異常に静かな状態,ひとり遊びを好む傾向,受動性などといった萌芽的な陰性行動特徴が認められる。

(2)学童期:注意機能の逸脱や,神経運動機能障害などが認められ,学科においては図工や体育などの器用さや表現を要請される課題で劣る傾向が認められる。また,陰性または陽性の行動的逸脱がより顕在化し,コミュニケーション機能に関する問題,級友から拒絶される傾向,非社交的,非協調的などといった対人関係上の問題の知見が多く報告されている。

(3)思春期・青年期:責任感や社交性の低さなど社会機能上の問題がより顕在化し,また対人関係に対する自信のなさや強い不安傾向が報告されている。判断の基準を自己の内部よりも外部に求める傾向が強いなどの内部基準の希薄さに関する知見も報告されており,思春期・青年期における自我形成の問題が推定される。

3. 日常生活の障害と精神症状

統合失調症患者は，症状があって辛いうえに，日常生活の障害があり困っている（Ⅰ節の１）。この日常生活の障害は，疾患の本質的な部分であるという（Ⅰ節の２）。しかし（事物についての）日常生活の障害は，（陽性）症状とは関連しない（Ⅳ節の１）。では，統合失調症で認められる日常生活の障害と精神症状とは，どういう関係なのか。両者が伴って認められることは誰にとっても明らかなのだが，日常生活の障害と精神症状との具体的な関係やその仕組みはまだよくわからないというのが正直なところである。

陽性症状は，他人についての日常生活の障害と関連している可能性はある。同じように，陰性症状や病識は自分についての日常生活の障害と関連している可能性もある。病前特徴として認められる日常生活の障害のうち，事物についての日常生活の障害は，臨床的発症の前後で増強することがわかってきている。それでは，他人についての日常生活の障害はどうなのか。そうした変化は，臨床的発症の原因なのか，それとも結果であるのか。これらの問題は，今後の課題である。

Ⅸ 日常生活の障害への対応と援助

1. それぞれの障害への対応と援助

ここまで統合失調症の日常生活の障害を，通常とは異なる脳機能の観点から整理して述べてみたのは，その対応と援助をより有効なものにできないかと考えたからである。障害の特徴ごとに，有用な方法と改善可能性が異なってくると思われる。

事物についての日常生活の障害は，それが認知機能障害を背

景としているということから，言葉の記憶や物事への注意について練習や援助を行うことで克服が容易になると考えられる。服薬の自己管理，職場での作業の改善，家庭での料理の上達などは，その例となろう。

そうしたことは，対人関係における一定の改善にはつながるだろうが，他人との交流にはそれら以外の要素があることを考えなければならない。他人についての日常生活の障害においては，相手の言葉や動作から考えや気持ちを考えるという独自な機能についての障害が含まれているからである。その点を改善するためには，他人の視線・口・手などの動きから相手の情動・意図・志向性を推測できるようになるためのトレーニングが，事物を対象とした場合とは別に必要となるからである。同じ職場における問題であっても，事物についての日常生活の障害の場合とは対応・援助のポイントが異なってくる。

2．日常生活の障害の長期的展望

自分についての日常生活の障害と，脳障害と関連した非特異的な日常生活の障害とについては，そのいずれも改善が難しいことは経験的によく知られているし，その起源から考えても予想できるところである。高次脳機能障害の「長期的展望と課題」についての次のまとめ[8]は，統合失調症におけるこれらの障害への対応と援助を考えるうえで重要と考えられる。

「行動障害は社会生活上の困難をもたらし，『社会性の障害』ともいわれ，脳外傷者を特徴づける障害でもあります。しかし，長期的なフォローの中で，認知機能は改善しなくても社会性は改善していくことが分かってきました。彼らはしだいに社会に適応するようになり，しっかりしてくるとの印象を周囲に与え

ます。しかし、このような変化が時間の経過とともに自然に起きてくるのかどうかは疑問です。……訓練をしていてその限界を強く感じさせる場合があります。それは、脳外傷者の身近に中心となる援助者がいない場合です。単身だったり、家族がいても事故前から関係が薄かったり、放任していた場合などは、訓練スタッフと一緒になって本人を説得して訓練に導入したり、生活上で起こってくる問題の解決を援助したりできません。そのような場合には、脳外傷者の勝手な判断や行動を抑制し、正しい行動を身につけさせるような学習を進めることが難しくなります。」

すなわち、高次脳機能障害においては、①認知機能は変わらなくても、社会性は改善しうるが、②その改善は自然に得られるものではなく、トレーニングが必要であり、③トレーニングを継続し生活を支えるためには、身近にいて中心となる援助者からのサポートが必要である、という明快な指摘である。

3．身体リハビリテーションにおける新しい考え方

精神疾患の障害を日常生活の障害という観点から捉え、そこに焦点を当てたリハビリテーションを行うという本稿で述べた考え方と同じ考え方が、最近になって身体疾患において強調されていることは、患者・家族とわれわれ精神疾患の医療・福祉に携わるスタッフとを勇気づけるものである。

厚生労働省老健局長が設置した「高齢者リハビリテーション研究会」は、「医療と介護双方における現状と課題について、総合的にレビュー」することを目的とし、「理念としては『高齢者』は取って、『リハビリテーション』の研究会と思っていただいて構いません」という会である[9]。この研究会が2004

年1月に公表した中間報告書「高齢者リハビリテーションのあるべき方向」には，次にあげるような注目すべき指摘がある。もちろんそのすべてが精神疾患にあてはまるわけではないが，より広い視点から統合失調症における日常生活の障害を考えることにつながると考え，そのいくつかを引用することで本稿のまとめとしたい。

4．報告書「高齢者リハビリテーションのあるべき方向」より

リハビリテーションにおける基本的な考え方は，「『生活を支える』，あるいは『生活の継続性をできるだけ維持する』ことで，その人の持っている残存能力・潜在能力を最大限に発揮し，自己決定を大事にするという原則」である。そうした考え方の背景にあるのは，「死亡の原因疾患と生活機能の低下の原因疾患とは異なる」ので，「生活機能が低下して要介護とならないためにどうしたらいいかというと，まったく違うアプローチが必要」になるという事実であるという。

リハビリテーションの対象については，「2つのタイプのリハビリテーション」があることを明確に意識することが重要である。「1つは，脳卒中のように急激に悪くなってその後回復していく時に，それをさらによくするかたちのリハビリテーション」（脳卒中モデル），「もう1つは，廃用症候群や変形性関節症のように，徐々に生活機能が低下していくのをいかに早く気づいて食い止めるかという，これまで注目されてこなかったリハビリテーション」（廃用症候群モデル）である。

リハビリテーションの実施の時期と方法については，「疾患の発症直後の急性期に治療と並行して実施」するべきであり，「急性期の医療機関で原因疾患の治療が終了した人のリハビリ

テーション（も）……短期間に集中して実施する」,「それが済んだあとに,今度は在宅で必要な時期に期間を限定して,計画的に実施する」という流れが必要である。そのようにして,「いちばん大事な時に,きちんと目標を定め,期間を定めてやるのがリハビリテーションである」ことが強調されているのである。

文　献

1) 福田正人,上原徹,赤田卓志朗ほか：統合失調症の治療における薬物療法と心理社会的療法―その統合の理論的基礎について．脳と精神の医学,13；131-144,2002.
2) Goldberg, T. E., David, A., Gold, J. M.：Neurocognitive deficits in schizophrenia. In：(ed.), Hirsh, S. R., Weinberger, D. Schizophrenia. 2 nd ed. Blackwell Science, Oxford, p.168-184, 2003.
3) Green, M. F.：What are the functional consequences of neurocognitive deficits in schizophrenia？Am. J. Psychiat., 153；321-330, 1996.
4) 池淵恵美：社会機能のアセスメントツール．精神科治療学,18；1005-1013,2003.
5) 加藤元一郎,秋山知子,鹿島晴雄：前頭前野と社会機能．精神科治療学,18；1029-1037,2003.
6) Keefe, R. S. E., Goldberg, T. E., Harvey, P. D. et al.：The brief assessment of cognition in schizophrenia: reliability, sensitivity, and comparison with a standard neurocognitive battery. Schizophr. Res., 68；283-297, 2004.
7) 小林恒司,丹羽真一：認知障害と社会機能―認知機能と社会機能の概念的関連について．精神科治療学,18；1023-1028,2003.
8) 永井肇,阿部順子：脳外傷者の社会生活を支援するリハビリテーション．中央法規出版,東京,1999.
9) 中村秀一,上田敏：対談―リハビリテーションの総検証．週間医学界新聞,第2579号；1-3,2004.

10) 中根允文, 田崎美弥子：ICF と精神障害—精神疾患における障害評価の歴史的経過. 精神医学, 45；1149-1158, 2003.
11) 西田淳志, 原田雅典, 三好修ほか：統合失調症発症に先立つ社会機能の低下. 精神科治療学, 18；1131-1138, 2003.
12) Saykin, A. J., Gur, R. C., Gur, R. E. et al.：Neuropsychological function in schizophrenia: selective impairment in memory and learning. Arch. Gen. Psychiatry, 48；618-624, 1991.
13) Saykin, A. J., Shtasel, D. L., Gur, R. E. et al.：Neuropsychological deficits in neuroleptic naïve patients with first-episode schizophrenia. Arch. Gen. Psychiatry, 51；124-131, 1994.

第14章
発達障害・発達特性の見方を治療と支援に生かす

福田正人[*1], 有賀道生[*1,2], 成田秀幸[*1], 渥美委規[*1], 福地英彰[*1], 池田優子[*1], 亀山正樹[*1], 米田衆介[*3]

抄録

精神疾患の背景にある当事者それぞれの個性について,知的な側面(知能)と情意の側面(性格)に加えて,認知・対人関係・関心の持ち方という第三の側面に注目するのが発達障害・発達特性の考え方である。そうした特徴は,強弱はあっても多くの当事者からいわゆる健常者にまでわたるスペクトラムとして認められるが,特に成人では見逃されていることが多く,そのことが苦痛を長引かせ回復を遅らせる原因となることがある。発達障害や発達特性に注目した工夫を行うことで,支援の見通しがつきやすくなり,サービスの内容がより適切となり,当事者の生活と人生の質の向上が図りやすくなる。これまで精神疾患をもつ当事者の治療と支援のために積み重ねられてきた経験とそこから導かれた技術には,こうした発達障害や発達特性としての側面の捉え方や働きかけのノウハウが含まれている。それを整理することで,発達障害・発達特性の見方を臨床に生かすことができる。

▶キーワード:広汎性発達障害,注意欠如多動性障害,発達特性,個性,精神疾患

ふくだ まさと,ありが みちお,なりた ひでゆき,あつみ とものり,
ふくち ひであき,いけだ ゆうこ,かめやま まさき,よねだ しゅうすけ
[*1]群馬大学大学院医学系研究科神経精神医学
[*2]国立重度知的障害者総合施設のぞみの園
[*3]明神下診療所

I 個性としての発達障害・発達特性

「発達障害・発達特性」の視点は，精神科臨床サービスに新しい展開をもたらした。さまざまな精神疾患の背景にある当事者それぞれの個性について，知的な側面（知能），情意の側面（性格）に加えて，認知・対人関係・関心の持ち方の特徴（発達特性）という第三の側面があることを改めて強調したからである。DSMの多軸診断に沿った形で表現すれば，「Ⅰ軸の診断名にかかわらず，個々の当事者ごとにⅡ軸を丁寧に評価することが大切である。従来Ⅱ軸は，パーソナリティ障害と精神遅滞を記述する軸とされてきたが，この考え方をさらに発展させて，Ⅱ軸は個性を表す軸であり，その個性は知能・性格・発達特性という3側面から構成される」とする捉え方である。精神疾患は，そうした個性を背景として認められる。実際には，多くの臨床家が意識的にせよ無意識のうちにせよ，このような見方をすることで発達障害・発達特性の視点を臨床に役立てているのではないだろうか。

したがって発達障害は，それを主診断名とする場合に限って認める困難ではなく，強弱はあっても多くの当事者からいわゆる健常者にまでわたるスペクトラムとして認められる特徴と捉えるべきであろう。そこからは，発達障害への生活や就学や就労の支援が特別な課題ではなく，精神疾患をもつ当事者を治療し支援するにあたって形を変えながらも多くの場合に必要なものであることが理解できる。これまで精神疾患をもつ当事者の支援のために積み重ねられてきた経験とそこから導かれた技術には，こうした発達障害や発達特性としての側面への支援につ

いての，数多くの捉え方やノウハウが含まれている。

Ⅱ 発達特性の見方を生かせた経験

当事者が発達障害としての特性をもつことに気付かず，「見当違いの努力を続けてきた，当事者に合ったサービスを提供できていなかった」と振り返って反省することがある。

40歳代の男性。「周囲に不満を持ち，被害的で他罰的になりやすい，そのため不機嫌で易怒的になることがある」と見られている方である。そうした気持ちを十分に受け止め，その心の動きの由来に自らが気付けるよう受容的な対応に努めてきたが，進展はなかった。そうした経過に本人はいら立ち，大切な友人と衝突して仲たがいし，面接場面でも治療者に怒りをぶつけることがしばしばあった。

「心に届くアドバイスがもらえない」という不満の言葉の意味を詳しく尋ねてわかったことは，本人が求めていたものが，受容的な対応を通じて気持ちが通い合うことではなく，指示的で断定的な助言であったことだった。それが得られないことで，混乱が助長されていたのである。「治療方針を見直そう」という率直な話し合いを契機に，本人に生じている事態を治療者が分析して言葉で明確に伝え，それにもとづいて具体的なアドバイスをするという方針に変更した。

それ以来，自覚的ないら立ちは軽減し，友人を失うことも減り，混乱を来しそうになってもすぐに気持ちを立て直せるようになった。家族を思いやる行動がとれるようになり，診察場面での渋面も減って笑顔が増えた。同じ特性をもつ父母とは，適切な距離を取れるようになった。

Ⅲ 支援のための発達障害・発達特性という視点

　この方は，通常の病歴にもとづく範囲では診断基準における広汎性発達障害（PDD）や注意欠如多動性障害（ADHD）と診断できない方である。しかし，他人の気持ちへの共感と自分の気持ちへの気付きが難しいこと，周囲の状況を全体として理解することが苦手なこと，はたから見ると重要とは思えないことにこだわること，昔の嫌な記憶が唐突によみがえって振り払えなくなることがあること，些細に見えることをきっかけに良い方にも悪い方にも気分が大きく変動しやすいこと，それらの体験を言葉にしにくいことなど，発達障害に共通する特性を持つ方である。

　このように，通常の臨床の範囲では発達障害とは診断できないかもしれないが，しかし共通する特性をもち，そのことが生活における苦痛と障害の原因となっている方が増えてきている。実際に増えているのか，それともそうした見方ができるようになって増えたように見えるのかはわからないが，中学・高校生から成人に到るまでの当事者でしばしば気付くようになってきた。発達特性に気付かないままでは苦痛と障害の改善がなかなか得られないが，特性に合ったサービスを工夫できると事態が大きく前進することが多い。またこうした特性は，脳性麻痺や視覚障害など他の障害に重なると生活をますます困難にする。

　本稿で取りあげたのは，そうした当事者への支援の工夫である。発達障害とは診断できないかもしれないが共通する特性があり，成人になってあるいは少なくとも中学生以後に初めて不適応をきたした経過があり，サービスを一生懸命に提供しても

なかなか事態が展開しない。知的障害のないそうした方に対して，発達障害への支援の工夫と共通する対応を取り入れることで日々の臨床をよりよいものにしていける，そうしたことを述べてみたい。これらはいずれも，新しい工夫をここで初めて提起するわけではなく，従来から別の文脈で語られてきた工夫と対応を，発達障害・発達特性という視点からまとめたものである。

Ⅳ 発達障害・発達特性に気付く

　発達障害についての知識が普及してきたので，何例かの経験があると，典型的な場合であればそのことに気付くことは難しくない。たとえば，表情が平板でいかにも変化が乏しい，話し方が単調で抑揚に欠ける，興味が狭い範囲に限定している，ある特定の物事へのこだわりが突出して目立つというような場合である。

　難しいのは，発達特性の程度が軽いために，少し接しただけではそのことに気付けない場合である。気持ちの面の悩みを積極的に訴えてくれたり，友人がそれなりにいたり，生活においてこれまで支障を来したことがなかったり，両親から「普通の子どもだった」と言われると，発達障害や発達特性の可能性がないものと考えやすい。他人の気持ちがわかりにくいとされる特徴についても，その程度が軽い場合には，「経験にもとづいた知識はあるが，自然な共感となりにくい」「他人の気持ちについて知識としては知っているが，心で実感できない」という形をとる。さらに，そうした自分の苦手さに気付ける方は，相手の気持ちを頭で理解しようと一生懸命に努力して，そのため

の疲弊感ばかりを訴えることもある。このようにして,「他人の気持ちがわからない」という率直な形での特徴でなくなると,よけいに気付きにくくなる。

それでも発達障害や発達特性の可能性に思い至るのは,どんな場合であろうか。気付くまでに時間がかかってしまった経験を振り返ると,次のような場合が多い。面接の機会を重ねても親しみが増していく感じを持てない,当事者の悩みのポイントがいつまでもつかめない,物事の重要性や優先度の判断を共有しにくい,病状が急に変わりやすいがその理由がしっくり理解できない,並外れて熱中している事柄についてそう自覚していないように見える,病状が長引いているのにそのことよりも他のことを気にしている,同じような印象の家族がいる。発達歴の聴取に十分時間をかけていれば最初の段階から気付けたのかもしれないが,しかしこうしたことがあると発達障害や発達特性に思いが至る。

文字にしてみるともっと早く気付いてもよさそうな特性なのだが,表情や言葉という表出面の特徴が少ないことで,なかなか気付けないのかもしれない。慣れているはずの行動がいつまでたっても遅いという,動作の面の表出から気付くこともある。行動が自動化されず,いつまでも意識化して行っているためである。

Ⅴ 本人の気付きをいつまでも待たない

精神科臨床サービスにおいては,これまでの体験を振り返り,事態の経過とそれに至る気持ちの動きを自らが気付けるように一緒にたどっていくことが基本である。専門家としてはそうし

た一連の経過が大切であると考えるため，できるだけそうしたやり方で進めていきたいと思う。しかし，自分の気持ちへの気付きが苦手な当事者にそれをいつまでも強いることは，むしろ苦痛と混乱を招くことがある。想像性の障害とも関連しているだろうか。

たとえば，会社の同僚とのトラブルについて詳しく経過を尋ねていっても，自分と相手の心の動きがどのように行き違って事態を招いてしまったかを洞察できない。出勤の途中での腹痛が，当日に予定されている仕事のストレスと関連していることを内省できない。知的な優秀さとはアンバランスに，そうした簡単なはずの気付きが得られないことがある。

他人の気持ちの理解以上に自分の気持ちについての内省を持ちにくいという，発達障害としての特性があると判断できたら，早い段階でこちらから明確に指摘する方法が役立つことが多い。「こういう気持ちの行き違いだったのではないですか？」「その日の仕事のストレスと関連していないですか？」と，積極的に問いかけてみる。すると「そうなんです，何でわかるんですか！」という返事が戻ってくることもあり，本人なりの実感をこちらが共感できることになる。日々の記録を一覧表としてつけることを苦にしない方が多いので，それを一緒に見ながら「体調を崩すのは休み明けの月曜日ですね」と共に発見していく。それにもとづいて具体的な解決策を提示してみる。統合失調症への働きかけのコツとして生活臨床が強調することと，共通しているかもしれない。そうした個別のことについてのやりとりを繰り返すなかで，「性格としてこういうところがありますね」と率直に告げることが，上手な「病名告知」となる。

気持ちをなぞるだけでは，かえって混乱が増してしまうこと

が多い。不調の原因については表にあらわれた事実の対応関係に注目し、不調への対応については気持ちの改善だけでなく、実際の生活における効用という「実利」を強調するとよい場合が多い。洞察が苦手なぶん、うまくいかなかった体験から学べずに同じパターンを繰り返すことも多いので、こちらから積極的に気付きを促す。

Ⅵ 小さなことまでできるだけ具体的にする

　自分の調子について、メモを見ながら話してくれる方が多い。こちらの説明についても、熱心にメモをとってくれる。内容が重要であったり複雑で難しいものであれば当然だが、記憶力に優れた方が多いのに、不釣合いに簡単な内容をメモに頼るので不思議に思う。たくさんメモを取りすぎるせいか、かえって本質や要点がつかめなくなることも多い。メモという具体的な形になっていることで安心できるという、気持ちの面での効果があるようである。また、言葉を耳で聞くよりも、メモという形で視覚化する方がはるかに理解が進むという、視覚優位性もありそうである。

　こうした理由から、今後のことを話題にする際にも、小さなことまで具体的にして見通しを持ちやすくすると、安心感が格段に高まる。「常識的に判断できる内容だから当然わかるだろう」と考えないで、起こすべき行動については「専門家としてこうする方がよいと思う」と勧める行動を言葉で明言するのがよい。今後のスケジュールについても、「その場の状況に応じて柔軟に対応」とせずに、「細かなことまで決めすぎ」と思うくらいに事前に予定を立て、しかもそれを紙に書いておくこと

にすると，ようやく安心できる場合が多い。専門家が伝えたい内容は，具体的なメモにして手渡すと役立つ。

Ⅶ 調子が悪い時にだけこだわりが目立つ

　調子が良い時にはさほどこだわる方には見えないのに，調子が悪くなるとこだわりが顕著になるという方がいる。不安感を解消して安心を得ようとする自己対処なのだが，周囲からは常軌を逸するように見られてしまうこともある。たとえば，同じ訴えを延々と繰り返したり，不当と受け取られるような要求を他人に求めてしまったりなど。調子の良い時と悪い時，いずれかだけに接していると判断を誤る。注意深く話を聞けば幼小児期や調子が良い時にもこだわりがあるのかもしれないが，少なくとも見かけとしては「一過性の発達障害」という形をとることがある。

　こだわりにばかり目がいくと，専門家としての対応を誤り，事態はますますこじれる。こだわりの背景にある不安に注目して，上で述べたような対応を工夫することで，思いがけずあっさり解決することも多い。発達障害としての特性のある方は人並み以上に不安が強いのだが，しばしばそれを自覚しておらず，そのことが悪循環を招く。表情にさほど不安を表さないのに，不安に駆られた行動が目立つという不釣合いがあるせいで，常軌を逸するという印象につながることもある。

　調子が悪くなると，理性という高次機能で不安を抑制することが難しくなり，かわってこだわりを強めることで破綻を防ごうとする自己治療のための心理的メカニズムが優勢になるのであろう。一方で，こだわりがそうした事態についての体験から

の学習を妨げるという方向に働くと，不調のたびに同じパターンが繰り返されてしまうことになる。

Ⅷ　こだわりが強いことを生かす

こうしたことがあると，こだわりの悪い側面にばかり目がいきがちとなる。専門家としてもこだわりを望ましくない特性と捉えたくなるが，調子が良い時にはこだわりが強いことや柔軟性に欠けることを，長所として生かせることがある。

すぐに気付くことは，細かなことにこだわることによる厳密さである。書類を整えたり規則を検討する際に，普通であればつい面倒と思って手を抜きたくなる点もおろそかにせず，厳密な作業を進めることを厭わない。物事を進める手続について，理屈が通るようにきちんと筋を通し，ルールに忠実に周到に準備できる。組織を作る際にも，肩書きや名目を重視して，バランスの良いものを作りあげることができる。

より重要なこととして，正論へのこだわりがある。世間では「現実的な対応」という名目のもとに正論を曲げたり論理を曖昧にしてしまうことが多いが，現実を差し置いても正論や論理にこだわることで，正義の実現に貢献できることがある。その過程で周囲からは屁理屈や形式ばっていると受け取られてしまうことがあるが，そうした批判に屈せずに正論へのこだわりを貫き通せる「不屈」の方が多い。ことによると頑固さやくどさとして悪く評価されてしまうこうした柔軟性の欠如を，良い側面から評価したい。

Ⅸ　ぎこちない対人関係に目を奪われない

　発達障害としての特性がある方は，どうしても対人関係がぎこちなくなる。専門家としてはそこに気付きやすいので，どう対応すればよいかに迷ったり，無理に変えようとすることになる。しかし，こうした対人関係のぎこちなさはなかなか改善しにくいので，ぎこちなさばかりにとらわれてそれを治すことに専門家がこだわらないようにしたい。

　しばしばあるのは，相手の気持ちに頓着しないで自分の主張をしてしまうこと，動作がゆっくりでもったいぶった振る舞いに見えることである。対話の中では，相手の言い分について「そうですね」と同意を示すことが苦手である。共感ができたという雰囲気にならずに，厳密性と相俟って「そうだけれども」と一言返してしまうことが多い。本人としては全体として賛意を表しているつもりなのだが，相手からは納得せずに反論していると受け取られたり，揚げ足を取られたと反感を持たれてしまう。そうしたことの背景には，一人を相手とする会話にはそれほど困難を感じないが，複数の相手との会話にタイミングよく対応するのを苦手とするという，会話一般についての特徴もある。

　そのことが対話の範囲を越えると，「自責的にならずに他罰的になりやすい」という形をとる。自分や他人の気持ちへの内省が難しいことに加えて，正論や厳密さにこだわり，しかもその表現がぎこちないせいで，悪いのは他人であるという発想や発言になりやすい。周囲からは，自分の手落ちや誤りを認めない頑固さと映る。このことが対人関係や治療関係をぎくしゃく

させる。

　しかしよく知られているように，本質的には素直な性格の方が多い。いったん腑に落ちると，アドバイスにも恥ずかしがらずに素直に従っていただける。気持ちをわかってもらおうと考えるのではなく，形式に則ることを優先するのがよい。専門家がそうわかっているだけでなく，家族や同僚の方にも理解していただけると，対人関係の問題が大きく改善する。そのあたりの対応のコツをわきまえた方が職場に一人いるだけで，適応が大幅に改善することをしばしば経験する。

Ⅹ　家族や友人や同僚としての体験

　発達障害としての特性をもつ方の身近にいる家族や友人や同僚の方が，どんな思いを抱きやすいかを知っておくと，当事者へサービスを提供する際にも役立つ。

　阿吽（あうん）の呼吸という関係になりにくいことは，想像しやすいことである。わかりきっていると思うことを毎回わざわざ尋ねるので，どういう意図かを不審がられることがある。状況にそぐわず声が大き過ぎたり小さ過ぎたりすることもある。同居する家族，長く付き合った友人との間にも，共感が成立しにくい。それは悪い方に評価されるとは限らず，人柄の良さを買われて「天然ボケ」というような言い方で，周囲の状況が見えていないことを良く評価されることもある。悲しい映画を一緒に見ていて鼻をぐすぐすさせている時に，「風邪を引いたの」と声をかけられてがっかりしたという話がある。本人としては体調をいたわったつもりの言葉であることを知ってもらうと，少し慰められる。家族にも同じように発達障害としての特性があり，

そのことがよけいに事態をこじらせていることが多い。家族に対しても通常の心理教育では不十分で，家族の発達特性に配慮した伝え方が有効となる。

発達障害についての経験が少ないと，こうした特性は表情の乏しさや人情の薄い印象と結びついていると思いがちだが，必ずしもそうではない。少なくとも外見は，表情が豊かで情に篤いように見えることが少なくないし，本人もそう感じている。しかし，長く付き合っても気持ちが通じにくいままであることで，少しずつ気付かれる。人情に篤いと感じられるのだが，詳しく見ると，自分の正義感にもとづいて他人を正義の実現における役割の点から評価していることの表れであることが多い。自分の価値観と異なる人格への人情の篤さとは少し異なる。情に篤い冷酷さという，複雑な印象を受けることもある。

職場においては，部下として働いているうちはルールに忠実なために特性が目立たなかった方が，上司となり部下に指示を出す役割を担うようになって，そうした特性が初めて明らかになることがある。相手の視点から物事を考えることが苦手なので，仕事についての説明がわかりにくい，相手の気持ちがうまくつかめないために部下の仕事を評価する言葉をかけられない，こだわりのために部下の仕事にいちいち駄目出しをしてしまう，自分で理解していないと不安なために権限移譲ができない，そうしたために部下から不満を持たれる。特に，他人の気持ちに敏感な性格の部下とはうまくいきにくい。本人がそれを自覚して人事管理を自分の業務から外せると，お互いにとって楽になる。

XI 発達障害・発達特性を背景とした精神疾患

　発達障害としての特性を持つ方は、そのために家庭・学校・職場での適応に問題が生じて臨床の場面を訪れるだけでなく、精神疾患を併せもつ場合も多い。その精神疾患だけに目を奪われると、改善の手がかりを見逃しやすい。

　もっとも多いのはうつ状態であろう。これまで述べた特徴が背景にあるために、抑うつ気分の訴えが少なかったり、自責感が乏しいことが多い。診断基準にもとづくとうつ病との診断となるが、詳しく話を聞くとごく軽い躁状態を伴っており、双極スペクトラムと診断したい場合がほとんどである。病状の評価において、元気の回復を双極スペクトラムとしての出来事と捉える必要があるし、薬物療法においては気分安定薬が有用である。軽躁状態を本人が認識しにくいことはよく知られているが、発達障害としての特性を持つ方では認識のしにくさがより顕著となる。

　発達障害としての特性に気付くことが多い疾患として、摂食障害や解離性障害も挙げることができる。摂食障害の場合には、痩せ願望やボディイメージの障害がはっきりせず、本人なりの独特のこだわりにもとづいて摂食にまつわる症状を呈していることがある。解離性障害の方の生育歴を丁寧に確認すると、トラウマの基準を満たさない程度の辛い体験があり、それが複雑性PTSDに似た病状を招き、そのために解離症状を呈していることが多い。辛い体験による傷つきやすさ、それについての支援の受けにくさ、過去の記憶についてのフラッシュバック様体験の起こりやすさ、そうした感情についての気付きにくさな

どが，解離症状の背景にあると考えられる。メディアで取りあげられている情報をそのまま受け入れて真似をし，深刻な自殺企図に至る場合もある。解離症状が幻覚や妄想の形をとるために，統合失調症と診断されてしまうこともある。

精神疾患の治療にあたっては，そうした特性に注目して本稿で述べたような対応をすることで，それまで難渋していた治療の道が急に開けることが多い。心身症と関連するとされるアレキシサイミアも，その一部はこうした発達障害・発達特性を指していると思われる。

XII ADHDとしての発達障害

これまで主に述べた広汎性発達障害だけでなく，成人における軽い傾向という点では注意欠如多動性障害（ADHD）についても類似のことがいえる。診断基準においてPDDとの関係をどう考えるかについては議論があるが，臨床的にはADHDとしての傾向をもつ成人の方は背景にPDDとしての特徴を併せもつことが多い。

多動性-衝動性優勢型で多動が目立つ方は，本人も周囲も認識しやすい。エネルギー水準が高く行動も活発なので，双極スペクトラムの病状をしばしば示す。調子が悪いと感じるとその日のうちに点滴を求めて病院を訪れたり，遠方の治療施設まで突然に飛行機で出かけてみたりなど，衝動性を背景とした行動が目立つ。抑制の効いた慎重な行動を求めるのは難しく，無理に行動を控えてもらうことが逆効果のこともあるので，そうした特徴を合意したうえで，ある範囲の中で行動を許容する方がよい。外見が快活で多弁で早口であるため周囲からは不調に気

付かれにくいが，さまざまな失敗にもとづいて自己評価が低いことが多い。自己効力感を高めるような対応が必要である。

　不注意優勢型は小児でも気付かれにくいので，成人で特に女性の場合にはさらに見逃されたままになりやすい。考えごとなのかよくぼんやりしている，やり慣れた調理でしばしば火傷をする，一緒にテレビを見ているのによく聞いていない，思いつくと相手の様子を見ずに話しかける，計画を立てられずに物事をやり始めて不安になるなど，いずれもADHDが念頭にないと支援の手がかりとは捉えにくい。周囲から「すっとんきょう」と見られてしまったり，感じたことを周囲に配慮することなく口にするため，愚痴っぽいとか堪え性に乏しいと映ってしまうこともある。周りからは低い評価を受け続けて自己評価は下がるばかりなのだが，本人自身もそうした特徴がどこから来るのかに気付いていないことが多い。それを知ってもらうことが解決の出発点になる。

XIII　発達歴で確認できない発達障害

　本稿で述べたような発達障害としての特性をもつ方であっても，発達障害であるとはっきり診断ができないことが多い。忙しさのせい，あるいは機会が得られないために幼小児期の発達歴を十分に確認していない場合，あるいは発達歴を確認できる家族がいないという場合である。そうであっても，「負けるのがいやでジャンケンは嫌いだった」「父親に『道路は白線の内側を歩きなさい』と言われたので，一生懸命に白線の上からはみ出さないように歩いた」（内側という言葉を白線の外縁と内縁の間という意味に捉えた）という子どもの頃の話を偶然に聞

くと，発達障害としての特性を考えたくなる。幼小児期のさまざまな資料を見せてもらう機会や，生育歴を入念に聞きなおす余裕があると，そうした可能性を発達歴にもとづいて検討できる。

そうした理由ではなくて明確に診断ができない場合として，次のようなことが考えられる。ひとつは，発達障害としての特性の程度が弱い場合である。周囲の環境に恵まれた生活が続いていると，こうした特性が目立つ機会がないままで経過し，成人した時点で振り返っても確認できないことがある。困難な状況に出会って初めて顕在化する「一過性」という形で認められる場合もある。もうひとつは，発達歴についての情報が得にくい場合である。両親が同じような傾向をもっている場合に，本人の特性に気付かなかったり，気付いてもそれを特性として受け取らない場合がある。そのため，発達歴を丹念に聴取しても，発達障害としての特性であると確認できない。一方で，そうした傾向を両親がもっていることは，本人の発達特性に思い至るためのひとつのヒントになる。

こうした場合ではなくて，幼小児期には認めなかった発達特性が，成人になって初めて出現することがあるだろうか。そもそも，成人になってからの様子だけから発達特性を見定めにくいのは，どうしてだろうか。

ⅩⅣ 実践で役立つ発達障害の見方

「DSMのⅡ軸は個性を表す軸であり，その個性は知能・性格・発達特性という3側面から構成されている」という見方には，学問としての立場からはさまざまな意見がある。スペクト

ラムとしての見方は発達障害や発達特性を広く捉えすぎている，発達障害／発達特性／健常者の個人差の境界を明瞭に定めることは困難である，発達特性はII軸であっても発達障害はI軸に位置付けるべき，発達障害とパーソナリティをII軸の中の別の次元と考えるのは無理がある，など。そうした議論の根底にあるのは，「精神の個性」とは何かという問題である。「身体の体質」に対応するテーマであり，その解明は今後の課題であろう。

個性としての知能・性格・認知発達特性の三者は，どのような関係にあるのだろうか。これも今の時点では解明されていない問題である。最近の脳科学から得られている知見にもとづいて想像を逞しくすると，知能は中心溝より後ろの頭頂葉・側頭葉・後頭葉の機能の個人差，性格は辺縁系とそれを調節する前頭葉眼窩面の機能の個人差，発達特性は実行機能を担う前頭葉外側面と対人関係や自我機能を担う前頭葉内側面の機能の個人差という想定も可能である。

いずれにしても，本稿で述べてきたように，サービスを提供するという実践の立場からは，発達障害や発達特性に注目することで支援の見通しがつきやすくなり，サービスの内容がより適切となり，当事者の生活と人生の質の向上に役立つものとなる。そうした実践の視点から，発達障害と発達特性の見方を生かしていきたい。

(本稿で取りあげた実例はいずれも，複数の当事者についての経験を組み合わせた架空のものです。)

第15章
こころの健康を守る政策として求められるアウトリーチ

福田正人[*1]，萱間真美[*2]，西田淳志[*3]，田尾有樹子[*4]
高木俊介[*5]，渡邊博幸[*6]，伊藤順一郎[*7]

抄録

　保健・医療・福祉のいずれの分野においても，「必要なサービスほど届かない」という状況がある。そうした切実なニーズがあるところにサービスを届けるのがアウトリーチである。利用者にとって馴染みある環境のもとで，地域の力を活用しながらケアを提供できる多職種チームによるアウトリーチが普及すれば，地域における生活のなかで専門的サービスと生活支援を受けることができるようになる。「本人が来なければ何もできない」という現状を変えるために，日本で実現可能なアウトリーチサービスについての提言を紹介する。具体的には，①精神保健・医療・福祉のいずれにおいても，多職種によるアウトリーチを中核的なサービスに位置づける，②最初に相談を受け付けて確実にサービスにたどりつけるための「こころの健康SOSダイヤル」を設ける，③外来と入院の隙間を埋める休息の場を地域に設ける，という提言である。

▶キーワード：アウトリーチ，届くサービス，多職種チーム，精神疾患，
　　　　　　　精神保健

ふくだ まさと，かやま まみ，にしだ あつし，たお ゆきこ，
たかぎ しゅんすけ，わたなべ ひろゆき，いとう じゅんいちろう
[*1]群馬大学大学院医学系研究科神経精神医学
[*2]聖路加看護大学
[*3]東京都精神医学総合研究所
[*4]巣立ち会
[*5]たかぎクリニック
[*6]国保旭中央病院
[*7]国立精神・神経医療研究センター精神保健研究所

I 当事者・家族のアウトリーチへのニーズ

1．当事者や家族のニーズ

「いつもと違う自分に不安を感じても，どうしてよいかわからなかった。どこに相談してよいかわからなかった。早期に支援を受けたかった」（相談窓口の不十分さ，早期支援の必要性）。「こころの病気について知る機会がまったくなかったので，何も知らなかった。学校でも教えてもらったことはなかった」（こころの健康の問題についての啓発の不足）。「危機の時にも誰も助けてくれない。困った時にいつでも相談できて，自宅まで来てくれる支援がほしい」（救急対応の不足，"届く"サービスの必要性）。「病気だけでなく毎日の生活を援助してほしい」（全人的サービスや生活の支援の必要性）。「当事者・家族が利用できるサービスを，どこで誰が提供しているのかわかりづらい」（さまざまな制度のサービスを一体化して提供する必要性）。「複雑な問題をかかえているほど，相談窓口にたどりつけない」（ニーズが高いほどサービスが届かない現状）。「病名と治療法のどちらについても，本人にも家族にも十分な説明がなかった。信頼できる専門家になかなかめぐりあえない」（信頼感のある医療のために必要な時間的余裕の不足，専門家の人材育成の不十分さ）。

2．ニーズを知る場の必要性

ここで紹介したのは，「こころの健康政策構想会議」（http://www.cocoroseisaku.org/index.html）の提言書で紹介されている，精神疾患をもつ当事者や家族の声である。

現状の精神科臨床サービスの姿が，理想的であると考えている人は少ない。当事者や家族の抱え感じるニーズに比べて，専門家が提供できるサービスが十分なものではない。しかしそのニーズは，サービスの専門家にとってだけでなく，当事者や家族にとってさえも必ずしも明らかではない。それは，現実の問題に向き合わなければならない日常の臨床サービスの場面では，「既存の制度のなかで」「現実に可能な範囲のなかで」ということが暗黙の前提になってしまうからである。

　ニーズを明らかにするためには，新しいサービスを体験したり，体験できなくても他国の先進的なモデルを知ったり，あるいは同じ立場の当事者どうしが経験を交流することが必要となる。そうしたことを，日々のサービス提供の場から少し離れて考える機会が必要となる。そうした1つの例が，先に挙げた「こころの健康政策構想会議」であった。「当事者や家族をはじめ国民のニーズを主軸に据える」として，ニーズを明らかにすることを目的とした場を設けることで，これまで埋もれていたニーズが初めて明示され，教えられることばかりであった。

3．アウトリーチについてのニーズ

　こころの健康政策構想会議では，アウトリーチについてのニーズが次のようにまとめられている（こころの健康政策構想会議・ワーキンググループ報告集「アウトリーチ医療ワーキンググループ」，pp.24-30）。

　①当事者のニーズ

　「出かけていかなければ，そもそもサービスにつながることができない」「調子が悪いと病院にも行けない」「家まで来てもらえると，病気のことだけでなく，生活のことなどいろいろな

ことが相談できる。安心して相談しやすい」「住居がないような状況だと,サービスを求めに出向くことすらできない」「病院からの訪問看護を10年間利用してきた。いろいろなスタッフから,固定的でないさまざまな視点で様子を見てもらえた。症状が変化したときに早期に対応してもらえた。主治医とのコミュニケーションの緩衝と促進となった。具合が悪くなったときに,代表電話ではなくてサービスに直接つながるホットラインが必要」

②家族・支援者・介護者のニーズ

「"本人が来なければ"と言われ続けて何年もたってしまった」「引きこもりでどうしてよいかわからないまま,様子を見ていた。本人の様子を知ってもらえる機会がない」「急激に症状が悪化したときに,どうやって医療機関に連れて行けばよいのか」「学校で問題を感じながら,いきなり受診を勧めるわけにもいかず,専門家に様子を見てもらえる機会がない」「遠方に住んでいると兄弟でも様子を見に行くことがなかなかできない。日常生活を見守ってくれる専門家がほしい」

「いろいろな機関の連携が必要になったときに,結局は家族がそれぞれのところに出向かなければならない。連携を家族が担わなければならない」「必死の思いで当事者を介護している家族自身も,心理的なサポートや具体的な支援が自宅に届けられることを待ち望んでいる」「アウトリーチで,家族の孤立感へ時を得たサポートや支援を可能にする家族相談員の訪問が必要。サービス利用者との関係性を育むためには高い対人能力が必要である。症状が悪化したときのアセスメントができなくてはならない。引きこもりなどの対象者では,就労・就学支援のための専門的技術も必要」「生活の場に出向き,地域の力を活

用するには，高い専門性と多様なチームの力が必須」

Ⅱ　アウトリーチの必要性（206頁図3参照）

1．必要なサービスほど届かない

　精神疾患においては「必要なサービスほど届かない」という状況が生じやすい。それは，当事者のニーズと専門家のサービスが離れてしまっている状況である。そのために，当事者や家族だけで悩んだままの事態が長期間にわたり続いたり，治療の開始が遅れて回復が思わしくなくなることがある。

　必要なサービスほど届かない理由には，さまざまなものがある。自分に起きていることが精神疾患によるものだと気づかない，そう理解するための知識を持ち合わせていない，そうだとは認めたくない，などの事態の認識についての困難がある。また，精神疾患によるものだとわかっても，どうすればよいかわからない，相談できる機関を知らない，などの対処行動についての困難がある。さらには，相談したくない，出向く気力が出ない，行くきっかけがつかめない，などの社会資源へのアクセスやそれをめぐる気持ちの面での困難もある。

　こうして，事態の認識や対処行動や社会資源へのアクセスについて困難があるために，「必要なサービスほど届かない」という状況が生じやすい。必要なサービスを利用できることは精神的な能力やスキルといえるので，そうした能力やスキルが障害されることがある精神疾患では，こうしたことが起こりやすい。

2. 届くサービス

そこで，こうした精神疾患の特徴に見合う，「サービスが届く」仕組みを実現したい。

現状でも医療においては訪問看護などのサービスがあるが，これは身体疾患をもとにできた制度なので，検査や処置や薬を届けることに主眼が置かれている。精神科医療においては，検査や処置や薬以上に人が時間をかけて個別的に関わることがサービスの中心であるし，狭い意味での医療だけでなく生活支援が重要になる。そのため，看護師だけでなく医師・精神保健福祉士・作業療法士・臨床心理職・薬剤師などさまざまな職種による多職種アウトリーチ・チームが，届くサービスの1つの望ましい形になる。

こうしたサービスを，医療としても福祉としても保健としても提供しやすいシステムが必要である。多職種アウトリーチ・チームには，さまざまな役割が期待できる。包括型地域支援プログラム（ACT）のような慢性患者の綿密な地域生活支援もあれば，発症間もない急性期の患者への在宅での医療提供，さらには職場・学校・福祉窓口などでの精神保健活動（予防）や早期発見など，保健・医療・福祉すべての領域にまたがる機能を果たすことができる。

3. アウトリーチに求められる機能

アウトリーチに求められる機能として，①事態がまだ明らかではない段階で，ニーズを発見し，困難を同定し，解決の指針を立てるためのアウトリーチ（サービスへの入口のためのアウトリーチ）と，②明らかとなっている困難や問題について具体的な解決を図るためのアウトリーチ（問題解決へのサービスを

提供するアウトリーチ），の少なくとも2種類が必要である。「保健としてのアウトリーチ」と「医療・福祉としてのアウトリーチ」とおおまかにまとめるとわかりやすいかもしれない。

この2種類のアウトリーチが，機能としては一体となって提供されることが重要である。たとえば現在の日本のサービスにおいては，住民であれば無料で受けることができる行政の保健サービスと，契約のもとに病院・診療所・訪問看護ステーション・福祉施設から行う医療・福祉サービスの2種類があり，この2つが制度としてはまったく別々に運用されている。この両者は，最初のアクセスとしては一元化すべきであり，機能としては連続的で補いあうものであり，またサービスとしては一体化して提供すべきである。

より根本的には，アウトリーチを実現するためには，当事者が地域で生活の場を持っていることが大前提である。長期入院やホームレス状況に追い込まれたために住居が確保できない当事者にとっては，安価な住居を安定して確保できることが出発点になる。

Ⅲ 日本のアウトリーチの現状

1．現在の制度のもとでの状況

日本の社会においては，精神保健・医療・福祉のいずれにおいても，アウトリーチ活動が量的にまったく不足しており，また質を保証するための背景が極めて不十分である。そのため，ニーズを抱えた当事者はサービス提供の場での生活（入院・入所）を余儀なくされ，そうした状況がなかなか変わらない。その根本は，現在の制度にある。

①ニーズの状況

ニーズの面の状況については，4,000名を越える家族への調査から知ることができる（全国精神保健福祉会連合会　平成21年度家族支援に関する調査研究プロジェクト検討委員会による4,419名の家族への調査結果）。精神的な不調に初めて気づいたとき，訪問して支援を開始してくれたらと思った家族は72.2％，信頼できる専門家に相談できるようになるまで3年以上かかった人は31.4％，まだ出会っていない人が18.9％おり，「サービスへの入口のためのアウトリーチ」の必要性が示されている。また，具合が悪くなった本人がせっかく医療にかかっても，1カ月以上中断をしたことのある人は74.5％にのぼり，問題解決へのサービスを提供するアウトリーチの必要性が示されている。

②サービスの状況

サービス提供についての状況としては，次のような数字がある。病院のうち訪問サービスを提供しているのは65.9％（2007年度630調査暫定値，1,642病院の調査），訪問看護ステーションで精神科訪問看護を行っているのは49.4％である。訪問看護ステーションから医療保険の報酬を得てアウトリーチを提供できる職種には限定がある。精神科訪問看護を行っていない訪問看護ステーションでも，電話相談や複数名での訪問ができれば精神科訪問看護を提供できるとしているところがそれぞれ59.8％・55.6％で（全国訪問看護事業協会による2009年度3,380カ所の訪問看護ステーション全数調査），制度が整備されれば多職種チームによるアウトリーチが可能になる基盤はあると考えられる。

2．現状の制度のなかで可能な実践

こうした現状の制約のなかであっても，先進的にアウトリーチに取り組んでいる成功例がある。ここでは2例のみを取りあげる。

①重症精神障害者へのアウトリーチ（ACT-K）（高木，2008，2010）

1つは，重症精神障害者へのアウトリーチである。京都市内の約40万人が住む地域で，重症精神障害者の脱施設化を目指して提供されているACT-Kでは，診療所と訪問看護ステーション，NPO法人の機能を統合したアウトリーチチーム（医師：常勤1・非常勤4，精神保健福祉士6，看護師6，作業療法士：常勤1・非常勤2，事務員：常勤2・非常勤1，当事者スタッフ1，その他ボランティア）によって，約100名のケースにアウトリーチケアを提供している。GAFスコア20～30の困難ケースを中心に，24時間の相談体制と，緊急電話相談，緊急訪問，休息スペースを提供している。入院を利用するときには，チームが必ず入院先にも訪問する。家族への支援も提供している。

②地域多職種アウトリーチ（旭中央病院）

もう1つは，旭中央病院による多職種アウトリーチである。千葉県旭市および周辺2市（人口約18万，車で60分以内の移動距離）を主要な診療エリアとして，①精神科訪問看護ステーション（看護師5名），②地域精神医療推進部コミュニティケア実務グループ（精神保健福祉士2名，作業療法士1名），③退院促進外来看護チーム（看護師4名）の分担と協働により，3チーム計134名に対してアウトリーチサービスを提供している。同時に，新規開設の地域診療所や精神科他施設との連携，

新規グループホーム開設などにも関与，地域生活の医・(食)職・住を総合的に支えている。

　③現状の制度で可能な実践のための条件

　こうした成功例を支えているのは，スタッフの熱意や献身的な努力と，理想的なサービスについての揺るぎない信念と，実践のなかで培ったノウハウや技術であろう。多くのサービス提供者がこれを1つのモデルとして，それぞれの地域で後に続くことが望まれる。

　しかし一方で，こうした成功例があるからといって，現状の制度のもとでもやる気さえあれば，どこでもアウトリーチが広がるわけではない。こうした成功には，それを支えている条件がある。たとえばACT-Kについては，京都市という人口密度が比較的高い地域であるために，移動の時間が短くても済むという条件がある。人口密度が低い地域では，移動の時間のために現状の制度においては医療経済的に成り立たないという。また旭中央病院については，医療機関の所在の関係で，いわゆるキャッチメント・エリアが実質的に自然にできあがっているという条件がある。複数の機関が入り組んでサービスを提供している地域では，アウトリーチ活動をめぐる連携が難しくなる。

　このようなことからは，アウトリーチが広がるためには，たとえばキャッチメント・エリアという仕組みや医療経済的な保障が必要であることがわかる。

Ⅳ　実現可能なあるべき姿

　これまで述べてきたことをもとに，こころの健康政策構想会議のアウトリーチ・ワーキンググループは，以下に紹介するよ

うな提言を行った。「実現可能なあるべき姿」といえる位置付けの案である。

1．アウトリーチの普及を考える上で

そのための議論の過程で話題になったことを、3点挙げておきたい。

第1は、アウトリーチとはニーズにできるだけ近づくためのサービス提供の形態であるということである。そのなかでどのようなサービスを提供するかは、また別に検討が必要なテーマである。アウトリーチと関連が深い内容については、「こころの健康政策構想会議・ワーキンググループ報告集」の「精神保健改革ワーキンググループ」と「チーム医療ワーキンググループ」の部分をご覧いただきたい。

第2は、アウトリーチにあたっては多職種チームが不可欠であるということである。アウトリーチに限らず、多職種チームは全人的サービスを提供するための1つの形である。全人的サービスを生活の場に届けることを目指すアウトリーチにおいては、多職種チームが不可欠となる。

第3は、医療や福祉としてのアウトリーチだけでなく、精神保健としてのアウトリーチが不可欠だということである。困難や問題が明らかになってからだけでなく、そうした困難や問題を早く発見し、必要に応じて対応し、大きくならないうちに解決を図るという精神保健としてのアウトリーチなしに、医療や福祉としてのアウトリーチを進めるだけでは、ニーズの多さに対応できないだけでなく、本来の姿ではないだろうことが強調された。

こころの危機をいつでもすぐに相談
必要なサポートがアウトリーチで生活の場に

(医療と保健のアウトリーチ・全体像)

精神保健・福祉の充実

保健のアウトリーチ
(地域こころの健康推進チーム)

こころの健康SOSダイヤル
(こころのアウトリーチセンター)
国民に広くPR, 365日24時間
責任をもってサービスにつなげます

公的な組織が地域に
責任をもち, 委託を受けた
民間機関と協力して
無料で相談

精神医療の充実

医療のアウトリーチ
人口10万に1チームの多職種チーム
(包括的指示でケアを提供)

利用者・家族の同意に基づき
定期的な訪問と危機時の往診

(住居の確保施策が前提)

保健・医療・福祉を
一体化したサービス

多職種

在宅と外来が中心の
精神科医療の時代へ

短期休息のための
ショートステイハウス

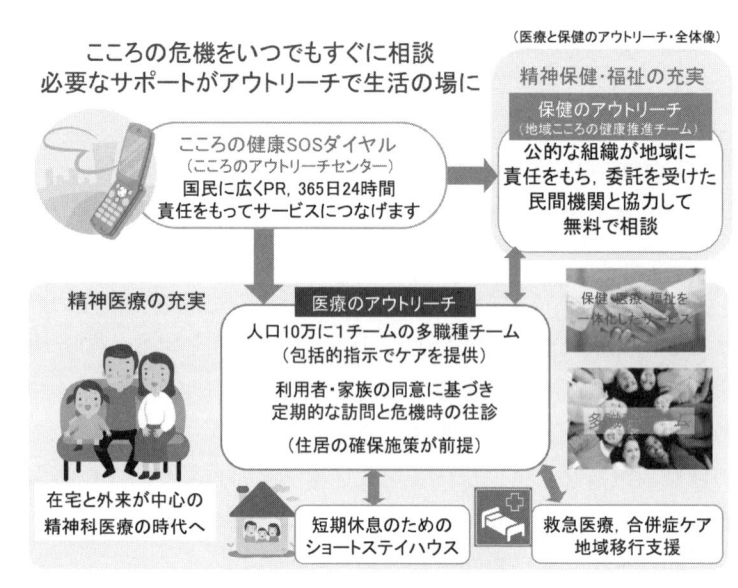

救急医療, 合併症ケア
地域移行支援

図1　アウトリーチ体制の模式図

2．日本のアウトリーチのための提案（図1）

①精神保健・医療・福祉においてアウトリーチを中核的なサービスに位置付ける

精神保健・医療・福祉のすべてにおいて，アウトリーチを中核的なサービスに位置付ける。人口10万に対して1カ所程度，公的な組織およびそこから委託された民間機関による「地域こころの健康推進チーム」を設置して，保健としてのアウトリーチの機能を整備する。医療においても，多職種によるチーム・アウトリーチを充実させ，その上で保健・医療・福祉それぞれの多職種チームが連続的なサービスを提供できるような連絡調整システムを整備する。

②「こころの健康SOSダイヤル」を設ける

保健・医療・福祉によるアウトリーチを機能的には一体として提供できるように、最初に相談を受け付けて責任をもって確実にいずれかのサービスに結び付けるために一本化した窓口「こころの健康SOSダイヤル」を設置し、広く国民に周知する。この人材は保健、医療の双方が拠出し、安定して有効な運用を図る。

③外来と入院の隙間を埋める休息の場を地域に（ショートステイハウスの創設）

自宅へのアウトリーチだけでは不十分な状況に対応できる、入院・入所以外のサービス提供の場を公的に設ける。少しの間生活の場を離れて、距離をおいて休息すれば解決する問題が少なくないからである。そうしたちょっとした休息と支援を当事者や家族が受けられるように、ケアの場を無料で提供し、当事者にアウトリーチサービスがケアを届けるとともに、家族には休息の場を提供し家族支援を受けられるようにする。必要であれば入院を勧めることもあるが、その場合もアウトリーチのサービスは継続する。

3．アウトリーチの普及を支えるために

アウトリーチを健全な形で広く普及していくためには、いくつかの基盤が必要となる。

①制度的な位置付けの明確化

第1は、制度的な位置付けを明確にすることである。

診療報酬などにおいて、アウトリーチの位置付けを明確にする。精神科専門療法などにアウトリーチを位置付け、包括的に評価する。チームによるアウトリーチケアに携わる職種（現在

は医師,看護師,保健師,作業療法士等)に臨床心理技術者,精神保健福祉士を明記する。医師による包括的指示を認めて,医師以外のスタッフがその範囲の独自の判断でサービスを提供できるようにする。

　また,権利保護のための第三者機関の設置が必要となる。アウトリーチサービスは生活の場で提供されるため,第三者の目が届きにくくなる。その点をカバーするために,利用者の権利擁護,サービスへの不服申し立て,トラブルの仲裁などを行う制度を制定する。

　②経済的基盤の保障

　第2は,経済的な保障である。

　医療においては,多職種チームによるアウトリーチを可能とする診療報酬を設定する。具体的には,①基準を満たす多職種によるアウトリーチ活動についての包括的評価(1カ月の累積アウトリーチ時間で評価,1回のアウトリーチを最低30分に設定),②交通時間の評価(1カ月の累積時間で評価),から構成することで,過剰訪問を防止し,人口密度の少ない地域に配慮する。また,アウトリーチの基盤となる住居確保のための経済的な保障も必要である。

　③サービス移行の円滑化の工夫

　第3は,アウトリーチサービスへの移行を円滑に行うための工夫である。

　まず,アウトリーチの機能の評価システムを整備する。アウトリーチサービスの利用および利用終了の要件を明確にし,効果を地域滞在期間などのアウトカム指標を用いて評価する。評価を診療報酬の支払い要件の1つとする。効果は当事者や家族の満足度などの指標も含む。

次に，人材の育成がある。アウトリーチケアに関わる，チーム医療と地域ケアマインドをもった人材を育成し，質の高いケアを提供する（リカバリー概念，ストレングスモデル）。病院モデルに偏重した教育システムから脱却し，地域ケアモデルで育成する。

最後に，病棟からアウトリーチへの実際の移行モデルの明示化がある。現在，社会的入院とされる利用者をアウトリーチに移行する場合の，実際の手順，当事者の住居の確保，スタッフの研修の進め方，スタッフの働き方の変化と現在の業務からの移行の仕方，それに伴う医療経済の変化，空床になる建物の活用法などについて，多くの当事者や病院スタッフや経営者が参考にでき，安心してアウトリーチ体制に移行できるような，地域の実情に合ったさまざまなモデルを明示する。

Ⅴ 人のこころとアウトリーチ

精神疾患について，身体疾患について以上にアウトリーチが望まれるのはどうしてだろうか。当事者や家族の気分が楽であったり，便利であったり，苦労をしなくても済むという以上の理由があると考えられる。

人間にとっての身体には，精神のための道具という側面がある。精神が望むことを行うための手足であり，それを保証する目耳口であり，それを支える内臓という側面である。そのため，身体に疾患を抱えた場合には，みずからそれに気づくことができやすいし，気づきにもとづいて援助を求めることがしやすい。そうした気づきや援助を求めることが，精神の疾患については難しくなることがある。先に述べた「必要なサービスほど届か

ない」という事態である。そのことが，アウトリーチが望まれる1つの理由である。

　もう1つは，精神疾患についてのサービスが，生活のなかであってこそニーズが明らかになり，生活のなかで提供してこそ役立つものとなるからである。人間がこころ（精神）を発達させたのは，よりよく生活し，よりよい人生を送るためである。そのための進化の産物が精神であり，それを支えているのが脳機能であり，それらの不調が精神疾患である。したがってニーズは生活のなかに現れてくるものであり，サービスは生活と人生をよりよくすることと切り離せない。アウトリーチは，そうした人間の精神のあり方の根本にもとづいたものであるからこそ，望ましいサービス提供なのであろう。

　精神疾患についてのサービスの基本は，専門的な知識と技術をもった専門家が個別的に時間をかけて関わることであり，幸いにして，たとえば手術で必要となるような特別な装置や設備を必要としない。サービスが届きにくい当事者が医療機関にアクセスすることに手間と時間をかけ無理を強いるよりも，専門家が当事者のもとに出かけることで支援を行うことができる。それがアウトリーチである。

　［付記］
　本稿は，こころの健康政策構想会議・ワーキンググループ報告集「アウトリーチ医療ワーキンググループ」をもとにしたものです。

第16章
精神疾患の診療に脳波を生かす
―― 正常所見の意義を深読みする ――

福田正人*

I さえない脳波

　臨床脳波は，古めかしい冴えない検査と考えられているようで，評判は最近すこぶる悪い。脳の検査としてさまざまな脳画像検査が普及したことが，そのひとつの理由であろう。脳画像はひと目で理解しやすいが，脳波の複雑な波形はたとえ名人芸の説明を聞いてもよくわからないことが多い。どの科でも脳波判読に携わる医師は減ってきている。日本臨床神経生理学会が「脳波分野認定医」という制度を発足させたのも，そういう危機意識があろう。

　臨床脳波が精神科で省みられなくなっている理由のひとつは，精神科を受診するてんかん患者が少なくなったことである。うつや不安などによる精神科受診が増えたことと裏腹に，てんかんは精神科の病気ではないと受けとめられるようになってきているのであろう。そのため，実際には多いてんかんにおけるメンタルヘルスや精神症状が，見過ごされ対応されないままになる傾向さえ出てきている。てんかんの精神医学的な側面につい

ふくだ まさと
*群馬大学医学部神経精神医学教室

ては,『てんかん-その精神症状と行動』[6]がよくまとまっている。

もうひとつの理由は,脳波検査の目的がてんかんや脳器質疾患の診断や除外とされていて,いわゆる精神疾患における意義がはっきりしないことである。てんかんでないことが推測できている患者について脳波検査でそれを確認するだけでは,若手医師が魅力を感じられないのも無理はない。教科書を見ると,さまざまな特徴的な波形の説明があるがその頻度は少なく,精神科の日常診療を行っている範囲では実際に遭遇することは稀な所見である。

しかし実際に精神疾患患者の脳波検査を行うと,患者ごとにさまざまなパターンが記録される。そのほとんどは正常範囲や境界異常とされるが,それは「てんかんではない」「脳器質疾患ではない」という意味での正常である。日常の検査で頻回に遭遇する非特異的な所見が精神疾患の診断・治療においてもつ意義を明らかにできれば,脳波検査を日常診療にもっと生かすことができる。

以下述べるのは,こうした問題意識から,日常の検査で頻回に遭遇する非特異的な所見が精神疾患の診断・治療においてもつ意義について,個人的な印象をまとめたものである。これらについては,エビデンスに基づいて確立された事実は少ない。記載してある内容は,先輩からの口伝あるいは私見にもとづくもので,きちんとした教科書や専門雑誌には書きにくいものが多い。

Ⅱ 精神疾患の診断・治療における臨床脳波の意義

1．精神疾患の多くは臨床脳波によっては診断できない

　精神疾患を臨床脳波検査の結果に基づいて診断できないかということは，脳波の発見当時から注目されてきた問題である。いくつかの疾患については，特徴的とされる脳波所見が報告されてきている。例えば統合失調症について指摘されているのは，覚醒安静時に認められる choppy rhythm（26〜50 Hz の低振幅速波が主体の不規則な脳波所見），睡眠時に認められる B-mitten pattern（10〜12 Hz の紡錘波と徐波との複合波形），などである。

　多くの検討がなされたが，こうした臨床脳波の所見にもとづいて，精神疾患を診断したり治療することはできない。うえに述べた choppy rhythm や B-mitten pattern も，統合失調症の患者で相対的に多く認められるものの，その特異性や感度は低いので，診断や治療には応用することは困難である。このような精神疾患の診断・治療における臨床脳波の役割は，臨床診断を確定するうえで臨床脳波検査が必須であるてんかんの場合とは，好対照をなしている。

　このような違いが生じるのはなぜであろうか？　そのひとつの理由は，精神疾患が高次脳機能の障害と関連が深いことだと考えられる。高次脳機能は大脳の連合野により担われており，連合野の働きは皮質下構造の調節を受けている。連合野の神経細胞は，その機能から考えて多数の神経細胞が同期して活動することは少なく，それぞれ別個の時間的活動パターンを示すと考えられる。てんかんにおいては，多数の神経細胞の同期した

活動の集合電位を棘波として頭皮上から捉えられるのに対して，こうした特徴をもつ連合野の神経細胞活動の異常は頭皮上からは捉えにくいのであろう。

2．臨床脳波は脳の機能状態を反映する

1．で述べたことを考えると，精神疾患の診断・治療との関連を検討するうえで，臨床脳波の所見がそもそも何を意味しているかを，あらためて考え直すことが必要になる。臨床脳波は，脳の多数の神経細胞の電気活動を頭皮上から電場電位・集合電位の変動として捉える検査である。神経細胞活動の実体である電気活動を捉えられるという意味では，脳波検査は「大脳神経活動の機能状態」を反映する最も良い臨床指標である。

病的状態においては，機能が完全に失われた神経組織，つまり電気活動を生じない神経細胞は脳波には反映されない。脳波が反映するのは，部分的に機能が残されているが変調をきたしている神経細胞の活動，損傷を受けた神経組織からの影響で変調をきたしている健常な神経細胞の活動，あるいは機能が完全に失われた神経細胞と健常な神経細胞活動との対比としての脱落所見である。したがって脳波は，病的組織の局在診断についての有用性ではCTやMRIなどの画像検査には劣るが，そうした病的状態における脳の神経活動の機能状態を知るためには優れた臨床検査である。

いっぽう，脳波として頭皮上から記録される電位は，それぞれ個別に活動する多数の神経細胞の活動の総計であるため，それを神経細胞のさまざまな電気活動と具体的に対応づけるのは困難である。また，神経細胞の位置する脳部位との対応も，おおまかにしか明らかにできない。この2点が，臨床脳波の弱点

である。こうした弱点は，臨床脳波学という形で経験的知識を蓄積することで克服されている。

この脳機能を全体的に捉えられるという特徴は，病態によっては必ずしも弱点とは限らない。脳機能が全体的に障害を受ける疾患・病態に対しては，その脳機能レベルを捉えることのできる優れた検査となる。精神疾患について言えば，認知症（痴呆）・意識障害・睡眠覚醒障害などがこうした疾患・病態である。

【コラム】脳波と心電図の比較

脳波と心電図を比較すると，脳波について理解が進む。

心臓の収縮は，多数の心筋細胞の同期した電気的活動の反復によるので，心電図で記録される電位変動は，個々の心筋細胞の電気活動を増幅した形となる。このため，電位はmV単位と大きく，収縮ごとに同じ波形が記録され，それぞれの波に対応する細胞電気活動が明らかである。また，各電極が反映するのは三次元的な電気活動を様々な方向から見た投影波形である。

これに対して脳の神経細胞では，同期した電気活動を行なうものの数は限られ，その電気活動は非反復性である。頭皮上から記録できる電位変動は，こうした電気活動を行なう多数の神経細胞の活動の重ねあわせであるので，記録される電位は $10\,\mu\mathrm{V}$ 単位と小さく，時間経過に沿って次々に異なる波形が記録される。脳波のそれぞれの波に対応する細胞電気活動には不明な点が多いが，全体としては大脳皮質の錘体細胞に発生する興奮性後シナプス電位 excitatory postsynaptic potential（EPSP）に由来する部分が大きいとされる。脳波電極は直径3cmの範囲の皮質

の電気活動を反映するので,各電極はそれぞれ別の神経細胞の電気活動を反映する。

脳波検査は,被検者が横臥して特別な精神活動を行なわない状態で記録する。したがって,記録される電位変動は意識的な情報処理をしていない状態の脳に由来するもので,大脳の電気活動のノイズやうなりを測定しているとも言える。

脳の情報処理に伴う電位変動を記録するためには,被検者に感覚刺激を与え(あるいは刺激について心理学的課題を課して),その際の脳波を記録する。そうして記録される電位変動のうち,聴覚刺激に対する脳幹の反応を聴性脳幹反応 auditory brainstem response(ABR),刺激に応じて約 100 msec 以内に出現し刺激処理の過程を反映するものを誘発電位 evoked potential(EP),約 100 msec 以降に出現して注意・認知・予期などの高次情報処理を反映するものを事象関連電位 event-related potential(ERP)と呼ぶ。いずれも 10 μV 程度の小さな電位変化であるため,通常の脳波記録では α 波などに隠れて確認できず,感覚刺激を反復して呈示した際の脳波記録をコンピュータを用いて加算して記録する。

III 精神疾患で認める脳波所見

II. で述べたことにもとづき,ここでは精神疾患のうちで脳機能が全体的に障害を受ける疾患・病態をとりあげ,その臨床脳波所見を考える。とりあげるのは,脳の機能状態の変化を伴

う病態としての意識障害，脳の器質的変化を伴う疾患として痴呆・頭部外傷後遺症である[1]。

1．意識障害

(1)精神科で問題となる軽度の意識障害

脳の器質性病変により昏睡などの重度の意識障害があると，それに応じた脳波所見が認められるが，精神科において問題となるのはより軽度の意識障害である。患者は，立位や座位を保てたり動作や会話が一応はできるが，いまひとつはっきりしなかったり落着かないというような場合である。

このような軽度の意識障害が問題となるのは，精神疾患患者では次のような場合があり，診断・治療のために意識障害の有無の判断が必要とされるからである：(1) 症状が意識障害なのか精神疾患による症状なのかの判別が難しい場合（例：意識障害がないにもかかわらず精神疾患による症状のために無動・無言となる「昏迷」），(2) 軽度の意識障害によって精神症状が引き起こされる場合（例：軽度の意識障害により興奮・幻覚などが生じる「譫妄」），(3) 精神疾患のために精神症状と軽い意識障害が同時に引き起こされる場合（例：病勢期に軽い意識の曇りがあり健忘を残すタイプの「いわゆる非定型精神病」などの精神疾患）。

(2)軽度の意識障害の臨床脳波所見

こうした軽度の意識障害の場合には，臨床脳波所見も軽度であることが多く，注意をしないと見逃しがちとなる。よく認める所見としては，①α波の周波数減少，②徐波混入の増加，③開眼によるα波抑制の不良，などがある。このうち①と②は，その時点の所見のみでは軽度の意識障害を示すものか，も

ともと存在していた所見であるかの判断が難しいことが多い。③の所見は，前頭極部への眼電位や筋電図の混入により十分な開眼が行なわれていることを確認したうえで判断する必要がある。

軽度の意識障害を判定するうえで重要なことは，以上の所見が2つの意味で変動性を示すかどうかである。もうひとつは，1回の検査の経過のなかでの変動性であり，もうひとつは経過に沿って行なった複数回の脳波検査所見を比較するという意味での変動性である。上記の①や②は，こうした変動性を確認することで初めて意識障害を示す所見であることが確定できることも多い。

前者の1回の検査の経過のなかでの変動性は，開閉眼の前後，あるいは体動や音刺激などにより覚醒レベルがあがった時点の前後を比較し，①や②の所見に差があるかどうかを検討することで判断できる。体動時には脳波記録に筋電図などのアーチファクトが混入するため，初心者は脳波判定の対象外と考えてしまうことが多いが，「刺激に対する脳波所見の反応性」を検討するうえでは貴重な部分であり，その部分でのα波の周波数や徐波の混入の程度を目をこらして判定する必要がある。

刺激に対する脳波所見の反応性は，こうした軽度の意識障害の場合だけでなく，重度の意識障害の場合にも重要である。例えば，刺激を与えた直後に出現するα波（あるいはより遅くなった基礎律動）の周波数は，少なくともその周波数を発現するまでの脳機能が保たれていることを示している。したがって安静時の所見が同じであっても，刺激に応じた脳波所見の改善が顕著であるほど脳機能は良いことが想定でき，予後の良いことが期待できる。

軽度の意識障害が内分泌疾患にもとづく場合は，脳波にもその所見が表われやすく，上記の事態とは異なる。おそらくは，神経細胞の機能が全体的に障害を受けやすいことを反映してのことであろう。肝臓や腎臓の機能低下を背景に精神症状が出現している場合も同様であり，肝性脳症などで認められる三相波は臨床所見が軽微な場合でも脳波所見が著しいことが多いという意味で，診断的価値がある。

2. 脳器質性疾患
(1)認知症（痴呆）

認知症（痴呆）における脳波所見として一般的に知られているのは，(1) α 波の変化として ①周波数の低下（7～8 Hz），②振幅の減少，③周期的変動（waxing and waning）の減少による出現パタンの単調化，④出現部位の広汎化（diffuse α），(2) 徐波の出現，であり，これらの所見は臨床症状の重症度とある程度の相関を示すことが知られている。

重要なことは，臨床症状と比較して脳波所見が軽度のことが多いことである。臨床的には記憶障害が明らかな軽症の認知症において，注意して見ても脳波所見が正常であることも多い。このため脳波所見を，認知症の早期発見や診断あるいはその除外診断に利用することはできない。臨床症状に比して脳波所見が著しく認められるのは，Creutzfeldt-Jacob病など特殊なタイプの疾患の場合が多い。

(2)頭部外傷後遺症

頭部外傷による脳損傷のために，慢性期に後遺症としての精神症状を呈することがある。これを「頭部外傷後遺症としての高次脳機能障害」「脳器質性人格変化」などと呼ぶ。運動麻痺

などの神経症状や頭部外傷後遺症としての知的障害と比較して，検査で明らかにできるという形での障害でないため周囲の理解が得にくいが，日常生活や社会生活における障害が大きく，交通事故・労災などの障害認定の場合にも問題となるとして最近注目されている。易怒性・爆発性・上機嫌・抑制欠如などを認めることが多い。

こうした頭部外傷後遺症の脳波では，急性期に認める焦点性 δ 波が消失し，α 波の振幅減少／増加，α 波の周波数徐化などの軽度の異常所見のみが残存することが多い。脳損傷が狭い範囲に限局している場合ほど，この傾向が強いとされる。このようにして，頭部外傷後遺症としての慢性期の高次脳機能障害においては，認知症の場合と同様に脳波所見が障害の有無や程度を反映しないことが多い。

神経症状についてこのような現象は Williams' paradox と呼ばれ，後遺症が最終的な固定的な状態に到達したことを意味し，それ以上の臨床的な改善が見込めないことを示すとされている。精神症状についても同様の現象を認め，メカニズムも同様であると推察されるということである。こうした現象が生じる理由として，脳損傷が脳波の発生と直接関係する皮質に弱く，白質に強いことが考えられている。

Ⅳ　気分安定薬としての抗てんかん薬と臨床脳波

1．気分安定薬としての抗てんかん薬

気分障害であるうつ病や双極性障害は，うつ病エピソードや躁病エピソードを反復し，そのエピソードの間には明らかな精神症状を認めないことが多い。従来，気分障害の治療とはこう

した各エピソードの治療を意味していた。しかし，それだけでは多くの患者でエピソードの反復，つまり再発が避けられない。エピソードの反復を予防する最も確実な方法は，エピソード間にも服薬を継続する方法であることが次第に明らかになってきた。この目的で用いられる薬物を，気分安定薬と呼ぶ。精神症状を認めないエピソード間にも気分安定薬を服用し続けることで，うつ病エピソードや躁病エピソードの再発を予防できる。当初，気分安定薬はこうしたエピソード再発予防薬という位置づけであったが，最近ではうつ病エピソードや躁病エピソードそのものの治療においても抗うつ薬や抗躁薬と併用することで有効であることが確認され，適用の範囲が拡大されつつある。

現在，日本の専門家に気分安定薬として広く認められているのは，リチウム lithium（商品名：リーマス）・カルバマゼピン carbamazepine（テグレトール）・バルプロ酸 valproate（デパケン・バレリン・ハイセレニン）である。気分安定薬として認められつつある薬物には，クロナゼパム clonazepam（リボトリール）・ベラパミル verapamil（ワソラン）・ゾニサミド zonisamide（エクセグラン）・非定型抗精神病薬がある。このうちリチウム・ベラパミル・非定型抗精神病薬以外は，すべて抗てんかん薬として開発された薬物である。臨床脳波検査を受ける精神疾患患者で，てんかんを合併していないにもかかわらず抗てんかん薬を併用している患者が増加しているのは，こうした背景によるものである。

2．気分安定薬の効果と臨床脳波

気分安定薬のかなりの薬物が抗てんかん薬であることは偶然とは考えにくく，これら薬物のもつ抗てんかん作用と何らかの

関連があると予想できる。しかし，気分安定薬の適用や効果と，臨床脳波所見の関連について検討した研究は意外に乏しい。臨床脳波所見は，論文の一部で「脳波所見には異常を認めなかった」と簡単に記載されていることが多い。

こうした研究においては，精神科医は脳波記録そのものは検討せず，専門家による脳波判定レポートの結論部分にもとづいて結果をまとめていることが多い。幸い日本には，精神科医が脳波判読を行なう伝統があるので，詳細な検討を行なえば別の所見が見えてくる可能性がある。今後の課題と考えられる。

Ⅴ 精神疾患で認める「正常所見」の臨床的意義

Ⅱ-2．で述べたように，臨床脳波学の主要な部分はてんかん・脳器質疾患・意識障害における所見をもとに確立された。したがって，精神疾患患者の脳波の多くは正常と判断される。しかし，精神疾患患者の臨床脳波を多く見ていると，明らかな異常とは言えないものの全体として不規則な印象を受けることが多い。これには服用している向精神薬の影響もあるが，初診で未服薬の精神疾患患者においても同じ印象を受けるので，薬物の影響ばかりではないことがわかる。通常の脳波判定基準からは正常とされるこうした脳波所見から，精神疾患患者の脳機能を何か推測できないかという思いを，臨床家は常々抱いている。

以下に述べることは，こうしたことを言語化しようと努めることで，「精神疾患のための臨床脳波学」を目指したものである。記載はいずれも特別な解析装置を用いずに脳波を視察的に見た場合の所見で，その一部は別の定式化ですでに広く知られ

ていることであり，また別の一部は統計的な検討からは否定された所見であるなど，いずれも著者の印象にもとづくものが多い。安静覚醒時のアルファ波，徐波，速波，棘波・鋭波，賦活法としての開閉眼，過呼吸，光刺激，睡眠，の順で述べる。

1．アルファ波
覚醒時の脳波では，まず α 波に注目する。
(1)周波数

定義では 8〜13 Hz が α 波であるが，臨床的な印象では 9 Hz 未満（つまり視察的には 8.5 Hz 以下）になると，何らかの脳機能低下がないかを検討したほうが良い。周波数が 12 Hz を越える（つまり視察的には 12.5 Hz 以上）場合には，epileptic な所見を合併することが少なくない。

(2)分布（出現部位）

基準電極導出で記録した場合に，後頭部優位性が失われて全導出部位に出現する広汎 α 波型は，脳機能の低下を示唆するとされている。精神疾患のうちでは，脳動脈硬化などがある中年以降の患者で時々認められるが，もうひとつ重要なのはうつ病の場合である。抑うつ状態にあるうつ病患者では，広汎 α 波型，あるいは後頭部優位性が保たれてはいるが α 波が広汎な出現をなすパターンを示すことが多い。うつ病においては，PET などで脳血流・脳代謝が全脳で低下することが知られているので，それに対応する所見とも考えられる。

(3)出現量

α 波の出現量には個人差があるが，一般に緊張状態では α 波が減少し不規則な速波優位の基礎波形となる。脳波検査に慣れていない患者の場合，1 回の記録の初期に速波優位の基礎波

形であったものが,記録後半には α 波の出現が増えたり覚醒レベルが低下するのであれば,一過性に緊張状態になりやすいことを示している。記録の最初から最後まで α 波の出現に乏しく,筋電図などの混入が多い場合は,緊張がとれにくいことを示している。

(4)波形

健常者に比べて,精神疾患患者の α 波は不規則な波形をしていることが多い。精神科の脳波ばかりを見ているとそのことはピンときにくいが,健康診断の受診者あるいは失神や頭部打撲で内科や脳外科を受診した患者の脳波と比べると,その差はすぐにわかる。こうした対象者で周波数と振幅が揃った滑らかな波形が記録できることが多いのとは,対照的である。もちろん服用している向精神薬の影響もあるが,未服薬の患者でもやはり不規則性が目立つことからは,薬物の影響ばかりでないことがわかる。α 波の波形は重畳する速波によって影響を受けるので,周波数解析を行うと α 波の異常としては捉えられない。なお,少なくとも統合失調症については,α 波の不規則性が目立たない場合には,薬物治療への反応性がかえって悪い場合のあることが指摘されている。

(5)変動性

Waxing & waning として知られる振幅の漸増漸減が乏しい場合がある。ひとつは,広汎 α 波型に反映されるような脳機能低下がある場合である。もうひとつは,臨床的に感情の起伏が少なく,単調なあるいは落着いている印象を受ける患者に認める場合である。うつ病や強迫性障害の患者の一部でこうした特徴を認める場合があり,臨床的に認める患者の様子が脳機能を背景としているのではと推測することになる。

2. 徐波

基礎波形にθ波が多量に混入していたり、δ波が少しでも混入していれば異常所見であることは、精神疾患患者においても変わるところはない。

(1) 後頭部三角波

学童期から思春期にかけて後頭部に出現する3〜4 Hzの徐波は、発達過程と関連し他の徐波と意義が異なると考えられることから、後頭部徐波（後頭部三角波）と呼ばれる。しかしこうした徐波が成人においても認められる場合があり、脳の発育過程の成熟不全を表すとされている。実際、こうした波形を示す成人の一部は、年齢よりも若い人格特徴を示す印象がある。

(2) 徐波群発

Burstと呼ばれる徐波群発を認めるが、てんかんや脳器質疾患を背景にもたないことがある。臨床的にこうした患者の一部では、頑固さや不機嫌が目立つことがある。「ムッとする」という印象である。突発性脳波異常における徐波の機能として、突発波の抑制があげられていることを考えると、抑制過程の過剰と関連するのであろうか。

3. 速波

精神疾患患者では速波の混入が多い傾向があり、そのため脳波全体として不規則な印象を与えることが多い。ひとつにはこれは、服用している向精神薬の影響がある。教科書的に病的意義があるとされる、50 μV以上の速波を認めることは少ない。

治療中の精神疾患患者の比較的多くは、ベンゾジアゼピン系あるいは類似の構造の抗不安薬を服用している。ベンゾジアゼピンを服用していると、脳波には20 Hz前後で振幅が揃った

律動的な速波が混入することが知られているので,そうした速波であれば薬物によるものと判定できる。問題となる場合は,速波の振幅に左右差があったり,律動的でなく不規則な波形を示す場合である。

(1)左右差

薬物による速波も含めて,注意してみると速波の左右差は時々認められる。同じ部位で他の周波数の波に振幅差がなければ,電極のインピーダンスなどの影響は除外できる。こうした場合には,振幅が小さい側の脳機能が多少とも低下している可能性がある。他の部位で,その側に徐波の混入が多かったり,α波の振幅が小さいことがしばしばあるので,こうした推測があてはまる場合があることがわかる。

(2)不規則速波

ここで述べる不規則β波とは,安静覚醒時に記録される脳波の基礎波形において,β_1波を中心とした不規則な速波が中心・頭頂部優意に混入するものをさす[2,4]。特別な珍しい波形を意味するわけではなく,通常の脳波判定では正常所見あるいはせいぜい境界異常とされ,格別な臨床的意味はないとされる速波のことである。振幅が$20\mu V$以下の低振幅のものや,$50\mu V$以上の高振幅のものは除き,また薬物性と考えられる律動的な速波も含めない。この脳波パターンは,健常者では4％に,精神疾患患者では10～15％程度に認められ,比較的ありふれたパターンである[7,9]。

こうした不規則β波は,精神疾患患者の精神症状と関連を示す。不規則β波を呈する精神疾患患者を他の患者と比較すると,以下の3症状群が特徴的である:①不機嫌(自覚的な不快・いらだち,怒りっぽい,当たり散らす,ささいなことでい

ら立つ，むっとなりやすい，攻撃的である，など），②情動・気分の不安定（ささいなことに反応して気分が抑うつ的になったり，不安感を自覚する，など），③自律神経系の不安定さをうかがわせるような身体的多愁訴（反復する便秘・下痢，便意・尿意の頻回，心窩部不快感，動悸，頭痛などを情動の変動と並行して訴える）。

さらに，不規則 β 波やそれが関連する精神症状は，抗てんかん薬治療により変化を示す。不規則 β 波を示す精神疾患患者の薬物療法にバルプロ酸・カルバマゼピンなどの抗てんかん薬を併用すると，上記の3症状群の改善が認められ[3,5]，症状の改善に伴って脳波からも不規則 β 波が減少する傾向を示す[5,8]。こうした効果と4.で述べた気分安定薬としての効果の関係についての検討はないが，ある程度の重なりがあるものと推測できる。

4．棘波・鋭波

精神疾患患者を全体として見ると，てんかん性脳波異常が多いことが指摘されている。これらの所見は，てんかん発作の既往がなければ問題とされないことが多い。しかし，こうした脳波所見が非定型病像や情動不安定・衝動性と関連する可能性が指摘されている。

(1)非定型病像

棘波・鋭波などの突発性（てんかん性）脳波異常は，従来診断で非定型精神病とされる患者，あるいは統合失調症や気分障害と診断されるが非定型精神病と類似した特徴を示す患者に多い。その特徴とは，①発症が急激で，周期性の経過をたどり，予後が良い，②意識障害・精神運動興奮・情動障害・幻覚妄想

などがいりまじった複雑な病像を呈する，③発症に際して精神的・身体的誘因を認めることが多い，というものである。DSM-IVの用語では，混合性エピソードや緊張病性の特徴に該当する。臨床症状の改善にしばしば抗てんかん薬が有効であるので，こうした非定型の病像がてんかん性脳波異常と関連している可能性が指摘できる。

(2)情動不安定・衝動性

境界性パーソナリティ障害で認められる「顕著な気分の反応性による感情不安定性」「自己を傷つける可能性のある衝動性／怒りの制御の困難」や，間欠性爆発性障害で認められる「攻撃的衝動に抵抗しきれない」という特徴が，棘波や鋭波と関連している可能性が指摘されている。5．2．2．の徐波群発と対比させれば，「カッとする」という印象である。例えば，境界性パーソナリティ障害では突発性脳波異常の頻度が高く，そうした脳波異常を認める群では情動不安定や衝動性が目立ち，約半数で抗てんかん薬による情動面での改善が得られたとの報告がある[10]。徐波群発が頑固さや不機嫌と関連することと比較して，棘波・鋭波が情動不安定や衝動性など興奮過程を連想させるような症状と関連していることは興味深い。

5．賦活法

(1)開閉眼

開眼による α 波抑制が不十分である時には，3．1．1．で述べた軽い意識障害の場合がある。開眼前に遅かった α 波の周波数が閉眼後に速くなっていたり，開閉眼により徐波の混入に減少が認められる場合には，軽い意識障害であることがより確実になる。μ 律動を認めることも少なくない。

(2)過呼吸

過呼吸で認める所見として，脳波の徐波化と振幅の増大である build up が良く知られている。そのメカニズムとしては，過呼吸による二酸化炭素の血中分圧低下が脳の血管収縮を引き起こし，二次的に酸素供給が減少することが想定されている。過呼吸を数分続けてから build up が起こる場合にはこうしたメカニズムがあてはまるが，開始後 30～40 秒で build up が起こる場合には，別の要因を考える必要があるかもしれない。臨床的に考えられるのは，自律神経系の脆弱性である。臨床的に頭痛や動悸などの自律神経症状を呈しやすい患者の一部では，このような早い時期の build up が生じることが多い。そうした症例では，過呼吸終了後の build up 回復も早く，10 秒以内にもとにもどることが多い。こうした速やかな変化の背景として，自律神経系機能の脆弱性が想定できるのである。

(3)光刺激

光刺激への反応で認められる特徴としては，光刺激への反応性と光駆動反応の周波数があげられる。

光刺激への反応性：光刺激により光駆動反応が起こらない場合，α 波が抑制されて速波優位のパターンとなることが多いが，それ以外にさまざまな周波数の光刺激で光駆動反応を示す患者や，光刺激を行ってもそれまで通りに α 波が出現し続けて，光刺激への反応性が乏しい患者が認められる。こうした光刺激への反応性は，外界からの刺激に対する脳の反応性の個性を反映している可能性がある。実際，臨床的に見てみると，反応性に富んだ患者では日常生活でも刺激への反応が強かったり被暗示性が目立ち，反応性に乏しい患者では外界からの刺激によらずマイペースを保つタイプが多いように見うけられる。

光駆動反応の周波数：光駆動反応が最も生じやすいのは，その患者の安静覚醒時の α 波の周波数であることが多く，それはわかりやすい現象である。ところが，安静覚醒時の α 波よりも遅い周波数で光駆動反応が生じやすい場合がある。例えば，安静覚醒時の α 波が 10 Hz であるにもかかわらず，10 Hz の光刺激では光駆動反応が生じず，8 Hz の光刺激で生じるような場合である。こうした場合には，光駆動反応が生じる周波数に同調するような，隠された脳機能の特徴を持っているのであろうか。

文　献

1) 福田正人，中込和幸，畑哲信，笠井清登：器質脳症候群・症状精神病の生理学的機能診断（脳波・事象関連電位）．精神科診断学，7；497-512，1996．
2) 熊谷直樹，永久保昇治，亀山知道，福田正人，斎藤治，安西信雄，丹羽真一：速波の異常を示す精神疾患の抗痙攣薬による治療－脳波上不規則な速波が目立ち，抗痙攣薬が有効であった精神疾患の15症例．精神科治療学，4；449-460，1989．
3) 熊谷直樹，永久保昇治，亀山知道，福田正人ほか：Valproate の有効な精神疾患．精神科治療学，5；641-655，1990．
4) Kumagai, N., Nagakubo, S., Kameyama, T., Fukuda, M., Shirayama, Y., Saitoh, O., Anzai, N., Niwa, S.：Psychiatric patients showing irregular β activities in EEGs and treatment with antiepileptic drugs：a report of 15 cases. Jpn J. Psychiatry Neurol., 44；667-679, 1990.
5) 熊谷直樹，永久保昇治，亀山知道，福田正人ほか：不規則 β 波パターンを呈する精神疾患における抗けいれん薬治療と脳波所見の変化．脳と精神の医学，2；763-768，1991．
6) てんかんの精神症状と行動研究会：てんかん—その精神症状と行動．新興医学出版社，東京，2004．

7) 永久保昇治,熊谷直樹,亀山知道,福田正人ほか：脳波における不規則β波パターンの臨床的意義—不規則βパターンの診断一致度とその出現頻度. 精神科診断学, 1 ; 439-447, 1990.
8) 永久保昇治,熊谷直樹,亀山知道,福田正人ほか：精神疾患における不規則なβ波の出現と抗けいれん薬の効果. 精神医学, 33 ; 609-619, 1991.
9) Nagakubo, S., Kumagai, N., Kemayama, T., Fukuda, M., Shirayama, Y., Anzai, N., Niwa, S. : Diagnostic reliability and significance of irregular beta pattern. Jpn J. Psychiatry Neurol., 45 ; 631-640, 1991.
10) 小澤道雄,宮内勝,安西信雄ほか：境界例の臨床症状と脳波異常. 精神医学, 27 ; 295-302, 1985.

本稿は「精神疾患の脳波」（第39回日本臨床神経生理学会技術講習会テキスト, pp.221-234, 2002）に加筆訂正したうえで, 第1節を補ったものです。

【付録1】英語論文の読み方

福田正人*

　専門家になると，英語論文を読む必要に迫られることがある。期限が迫ったからと机に向かって取組むのだが，1頁も進まないうちにわからなくなり，惨めで泣きたい気持ちになる。悪戦苦闘を繰返すうちに，英語論文の読み方が苦し紛れにわかってくる。先輩は誰でも，苦労を重ねたあげくにそうした方法にたどり着いているのだが，それを教えてもらう機会は意外に少ない。

　そうした自分自身の経験にもとづいて，医学科4年生の少人数授業「専門外国語」を担当していた時に作ったのが，以下の資料である。英語が苦手な医学生を想定し，独力かつ短時間で，論文の概要を何とか理解するための方法論を身につける，ことを目指したものである。この方法を知ることで，毎年の医学生は皆きちんと宿題をこなしてくることができたので，いちど試してみることをお勧めする。

　専門家になってもうひとつ困ることは，資料の整理である。時間がないときに限って必要な資料が見つからなくなり，途方に暮れることが良くある。雑然とした部屋を眺めて情けなくな

ふくだ まさと
*群馬大学医学部神経精神医学教室

る。「整理をする時間と気持ちの余裕がある時には整理の必要はない。その時間がないほど忙しくなって,初めて整理の必要が生じる」という矛盾である。

そうしたことで困っていたら,『「超」整理法1―押出しファイリング』(野口悠紀雄　中公文庫)の一読をお勧めする。一世を風靡した本だが,常識化してしまって若手にはあまり知られていない。この本を読むと,資料の整理についてはずいぶん楽ができる。人間の記憶システムの特性と合致している,というところがポイントである。

英語論文を読む手順

1．全体の流れ

・まず論文の概要を知る
　　　→ そのうえで精読すべき論文かどうかを判断する
　　「何を研究して,何がわかったのか？」
・論文を最初から読んでいくと,理解しにくい,嫌になる
　　論文は著者の思考の流れに沿って書かれているわけではない！

2．論文を読む前提

ポイント1：英語論文の構成は決まっている
　　　　　　　　　　［構成を知ればポイントがわかる］
　① Title　② Authors　③ Abstract, Summary（最近では4段落構成のことが多い）④ Introduction　⑤ Subjects, Methods　⑥ Results　⑦ Discussion, Comment

(Conclusion) ⑨ Acknowledgement　⑩ References

ポイント 2：パラグラフの最初の文章が最も重要
- 欧米人は意識的にそうしている　そう教育されている
- first sentence だけを拾い読みしてもずいぶんわかる

3．具体的な手順

Step ①：タイトルを良く読む

　　〈数行なのでこれならできる　時間もかからない〉
　　論文のテーマを簡潔に凝縮（著者は苦心して考える）

Step ②：Abstract を読んでみる

　　〈が，よくわからないことが多い〉
　　内容を圧縮しすぎ　文章を無理に短くしてある
　　（ここで挫折しない）

Step ③：Introduction の最後のあたりを読む

　　〈研究の目的が把握できる〉
　　「この研究で何を検討したか？」が書いてある
　　Introduction の大部分は，研究を行った背景を説明
　　その最後に「こうした経緯でこの研究は△△△を検討」と述べてある

Step ④：Discussion の最初のあたりを読む

　　〈研究の結果が理解できる〉
　　「この研究の主要な結果」がまとめて書いてある

Step ⑤：図表を見る

　　〈重要な結果は図表になっていることがほとんど〉

④を知ってから見るとずっとわかりやすい　図表のタイトルを必ず読む

Step ⑥：もういちど Abstract を読む
　〈ここで読むと少しはわかる〉

Step ⑦：ここまできたら，精読すべき論文かどうかを判断する

[うまくいかない場合：
　　著者の書き方が下手　読むに値しない内容　画期的論文]

【付録2】誰が治すのか？

福田正人*

　ストレッチャーを囲んだ家族や友人が「頑張ってね！」と声をかけ，緊張した面持ちの本人がうなずく。手術室の入口でしばしば見かける，いつになっても胸に響く光景です。手術中は意識がないことが多いのだから，家族は執刀医に向かって「頑張ってね！」と声をかけるべきだ，と屁理屈を言う人はいません。本人を励ますのを自然なことだと誰もが感じるのは，どうしてでしょうか？

　確かに，執刀するのは医師であり，看護師をはじめさまざまな人々の力があり，また薬の効果もあって回復していきますが，しかし「手術を乗り越えるのは本人だ」という感覚を皆が共通に持っているからではないでしょうか。病気の苦痛に耐え，辛い治療を乗り越え，残る障害を受入れるのは，医療スタッフではなく本人だという感覚です。医療の主体が患者さんであることを示しています。

　このことは，手術に限った話ではありません。医療は，スタッフのもつ専門的な知識や技術，発展した薬や医療機器により成り立っていますが，その基本にあるのは「病気を治したい」という患者本人の思いです。医療チームの中心は患者さんであ

ふくだ　まさと
*群馬大学大学院医学系研究科神経精神医学

り，医療スタッフは専門家としてそれを支える存在である，と言ってもよいかもしれません。専門家はどうしても，医療とは自分たちが患者さんに提供するものだと考えたくなります。しかし，治すのは本人です。

臨床実習の医学生に，普通の考え方とは少しずれているかもしれない，こうした話をすることがあります。多くは納得してもらえるようです。医療は，本人が何かの症状を感じたり検査結果の異常を知り，それを治したいと思うことから始まります。そうした本人の主体としての意識，能動的な感覚が，医療の基本にあります。

私が専門にしている精神科では，しかしそのことが当然でなくなることがあります。精神の働きが障害を受けることで，症状を感じることができなくなったり，治したいという思いを持てなくなることがあるからです。どこまでが患者さんの希望で，どこからが病気のために歪んだ気持ちなのかの区別が難しくなる場合があります。うつ病のために「死にたい」と口にする方を思い浮かべると，おわかりいただけると思います。

それだけに，タイトルの「誰が治すのか？」ということを，いつも考えさせられます。心を病むことは，体を病むことと変わらないところが多いのですが，それでも心には体とは別格なところがあります。体の持ち主であり，体を動かす主体だからでしょう。

治療を振り返り「周囲の人々と専門家の援助に支えられながら，自分の力で困難を乗り越えることができた」という感覚を患者さんが持てる，少なくとも精神科ではそうした治り方が理想です。これから健康維持に努め，再発の予防に心がけ，残った障害とともに前向きな生活を送るためには，「自分にはでき

る」という感覚が必要だからです。そうした自己効力感は,「自分にはできた」というみずからの経験から得られるものです。「先生のお蔭で」と感謝される治り方以上に,望ましい治り方という気がします。

　その意味で,精神科医の仕事は患者さんから感謝されないことを目指す仕事です。少し変わった言い方かもしれませんが,患者さんの治療に親身に取り組んでおられる会員の先生方で同じようにお考えの方は多いのではないでしょうか。「患者本人が病気を治す」という言葉の意味は,治療契約のような手続きのこと以上に,こうした心理的なところにあると感じています。

索　引

〈欧　語〉

ACT-K　*257*
My Documents　*183*
PTSD　*244*

〈あ　行〉

愛情　*70*
アウトリーチ　*205, 249*
アクシデント　*128*
旭中央病院　*257*
アセスメント　*1*
アフォーダンス　*157*
アルファ波　*277*
生きがい　*58*
意識化　*56, 120, 155, 236*
意識障害　*271*
意欲　*58*
医療・福祉としてのアウトリーチ
　255
インシデント　*128*
英語　*181*
英語論文　*287*
鋭波　*281*
エビデンス　*118, 154*
演繹　*50*
エンパワーメント　*111*

応用科学　*116*

〈か　行〉

快感情　*127*
外言　*69*
外在化　*127*
海馬　*189*
解離性障害　*244*
科学　*194*
家族支援　*208*
家族支援専門員　*209*
価値観　*165*
カルテ　*75*
加齢　*164*
感化　*159*
頑固　*240*
観察学習　*120*
感情表出　*35*
技術　*194*
基礎科学　*116*
気付き　*234*
基底核　*65, 156*
帰納　*50*
機能障害　*170*
機能の全体的評価 global assessment
　of functioning：GAF　*21*
機能レベル　*1*
気分安定薬　*274*

基本法　*212*
客観指標　*170*
救急医療　*208*
教科書　*160*
共感　*70, 234, 242*
強迫性障害　*65*
恐怖症　*64*
共有　*60, 94, 103, 113, 128*
近赤外線スペクトロスコピィ　*187*
偶像崇拝　*162*
棘波　*281*
クリニカルパス　*54*
経過記録　*75*
研究　*173*
言語　*63*
言語化　*120*
言語性記憶　*218*
権利擁護　*210*
権利保護　*262*
高規格化　*208*
高次脳機能障害　*222*
行動化　*121*
心から脳　*63*
心と脳　*65*
こころの健康 SOS ダイヤル　*261*
こころの健康推進基本計画　*212*
こころの健康推進協議会　*211*
こころの健康推進計画　*211*
こころの健康推進宣言　*211*
こころの健康推進ネットワーク　*211*
こころの健康政策構想会議　*198, 250*
こころの健康政策推進協議会　*212*
こころの健康の危機　*202*
個性　*248*
こだわり　*239*

〈 さ 行 〉

再組織化　*157*
三大疾患　*202*
視覚優位性　*238*
時間　*57*
時間経過　*54*
試行錯誤　*118*
自己確認　*171*
自己効力感　*168, 246*
自己実現　*170*
自己制御　*63, 192*
自己治療　*66, 192, 239*
自殺　*121*
事実の尊重　*135*
思春期　*57, 158*
自尊心　*70*
実学　*113*
疾患研究　*189*
実行機能　*218*
実生活　*188*
失敗　*113*
失敗学　*133*
実利　*238*
自伝　*159*
自動化　*155, 236*
自動思考　*68*
社会機能　*219*
社会的認知　*213, 219*
社交不安障害　*64*
自由発想型研究　*193*
主体　*168, 292*

主体感　157
受動的　69, 169
手法研究　189
障害調整生命年　202
ショートステイハウス　261
職人　166
徐波　279
人格　53
人格化　161, 179
神経心理学　217
人生　59
心理教育　35
心理社会療法　63
随意　69
図解　88
ストレス脆弱性　35
ストレス耐性　70
性格　164, 179, 232
生活　169, 264
生活障害　213
生活療法　51
成功　125
政策　199
精神医療　207
精神科特例　208
精神主義　128
精神保健　197
精神療法　63
整理法　288
正論　240
責任　157
摂食障害　244
先進医療　188
全人的サービス　205

先達　158
前頭葉　57, 69, 158, 221
前部帯状回　66
専門医療　208
専門家　153
想像性　237
速波　279
ソマティック・マーカー　127

〈 た　行 〉

退院　1, 19
体験症状　169
体験の再構成　107
対人関係　241
体得　67
大脳皮質　156
多職種チーム　205
達成感　168
短期記憶　185
地域こころの健康推進チーム　206, 260
知能　232
注意機能　218
注意欠如多動性障害　245
長期記憶　185
治療可能性予測　19
治療経過　80
治療計画　19
治療効果評価　19
治療法選択　19
定式化　117
諦念　163
手続記憶　49, 114, 120, 127, 133, 156

伝記　159
統合失調症　213
動機づけ　191
洞察　71, 237
当事者　99
疼痛　66
ドーパミン　164
届くサービス　205, 254

〈 な 行 〉

内言　70
内在化　70
内省　71, 237
内発的　69
内面化　69, 192
ニーズ　198, 250
入院　1, 19
認知機能　213
認知機能障害　217
認知行動療法　64
認知療法　68
脳から心　63
脳器質性疾患　273
能動的　169, 292
脳内報酬系　70
脳の機能回復　55
脳波　265

〈 は 行 〉

バイオフィードバック　66
パターン　53, 121
発見的　117

発達障害　231
発達特性　231
発達歴　246
反省　128
光トポグラフィー　188
微小発生　64
非特異的症状　79
否認　121
標的症状　82
病前行動特徴　223
病名告知　237
不安　239
フィードバック　118
フィードフォワード　118
不快感情　127
不屈　240
プラセボ　66
扁桃体　64
辺縁系　70
方法論　187
保健としてのアウトリーチ　254, 255
保護者制度　209

〈 ま 行 〉

まとめ　99
未知　116
見通し　47, 137
耳学問　126
未来　57, 157
無意識　127
目標　58
目標達成型研究　193
モデル　178

問題解決技法　*43*

〈 や 行 〉

予測　*57*

〈 ら 行 〉

リハビリテーション　*227*
臨床観察　*190*
臨床検査　*187*
ロールモデル　*158, 178*
論文　*182*

〈 わ 行 〉

ワーキングメモリ　*185*

●初出一覧

〔第1章〕（アセスメント）
亀山正樹，松本武士，柴田信義，福田正人：入退院時．
精神科臨床サービス，1；204-211，2001．

〔第2章〕（治療計画をたてる）
大森一郎，結城直也，宮田洋志，福田正人：入退院時．
精神科臨床サービス，1；386-392，2001．

〔第3章〕
大森一郎，上原徹，福田正人：心理教育（サイコエデュケーション）．
精神科臨床サービス，3；43-47，2003．

〔第4章〕
福田正人，原田明子，日原美和子，藤原貴子，木村直美，横手さえ子，三田善士，成田耕介：病気と生活の見通しを学ぶ．
精神科臨床サービス，8；421-426，2008．

〔第5章〕
福田正人，八幡憲明，須田真史，滝沢龍，亀山正樹：精神療法・心理社会療法の脳基盤－言語による脳機能の自己制御．
精神科治療学，24（増）；20-23，2009．

〔第6章〕
毛呂裕臣，花岡直木，毛呂佐代子，安藤直也，福田正人：診療に役立つのはどんなカルテか？—「わかりやすいカルテ」を目指して—．
精神科臨床サービス，2；6-16，2002．

〔第7章〕
福田正人，井上かりん，桜井剛志，伊藤誠，相原雅子，竹吉秀記：当事者とともにまとめる精神臨床サービス．
精神科臨床サービス，6；118-123，2006．

〔第8章〕
福田正人，大舘太郎，熊野大志，平岡敏明，黒崎成男，野崎裕介：精神科臨床における失敗の特質と意義－失敗が支える臨床サービス．
精神科臨床サービス，7；162-170，2007．

〔第9章〕
福田正人，有賀道生，成田秀幸，高橋啓介，須田真史：「してはいけない」

とわかっていても「ついしてしまう」こと―精神科臨床サービスの失敗学―
　　精神科臨床サービス，5；302-309，2005．

〔第10章〕
　　福田正人，臺弘：精神科臨床サービスの専門家としての基本と成長．
　　　臨床精神医学，9；6-13，2009．

〔第11章〕
　　福田正人，西村幸香，齊藤良，小野樹郎，石毛陽子，岡野美子，高橋啓介，結城直也：研究を準備する．
　　　臨床精神医学，38（増）；41-51，2009．

〔第12章〕
　　福田正人，西田淳志，岡崎祐士，小島卓也：こころの健康推進を日本の基本政策に－精神保健と医療の改革の課題．
　　　臨床精神医学，40；35-43，2011．

〔第13章〕
　　福田正人，井田逸朗，大嶋明彦，三國雅彦：統合失調症における日常生活の障害．
　　　精神科臨床サービス，4；312-319，2004．

〔第14章〕
　　福田正人，有賀道生，成田秀幸，渥美委規，福地英彰，池田優子，亀山正樹，米田衆介：発達障害・発達特性の見方を治療と支援に生かす．
　　　精神科臨床サービス，11；160-167，2011．

〔第15章〕
　　福田正人，萱間真美，西田淳志，田尾有樹子，高木俊介，渡邊博幸，伊藤順一郎：こころの健康を守る政策として求められるアウトリーチ．
　　　精神科臨床サービス，11；16-23，2011．

〔第16章〕（精神疾患の診療に脳波を生かす―所見の意義を深読みする―）
　　福田正人：精神疾患の脳波．
　　　第39回日本臨床神経生理学会技術講習会テキスト，p.221-234，2002．

〔付録1〕書き下ろし

〔付録2〕
　　福田正人：誰が治すのか？　群馬県医師会報，752；51-52，2011．

編著者略歴

福田 正人（ふくだ まさと）

1958年　栃木県生まれ
1983年　東京大学医学部卒業
1983～1998年　東京大学医学部附属病院精神神経科　医員・助手・講師
1998年～現在　群馬大学大学院医学系研究科神経精神医学　准教授

［編著書］
『もう少し知りたい統合失調症の薬と脳（第2版）』（日本評論社，2012）
『マンガでわかる！　統合失調症』（監修，日本評論社，2011）
『精神疾患と脳画像』（中山書店，2008）
『前頭葉でわかる精神疾患の臨床』（共編，中山書店，2010）
『精神疾患とNIRS：光トポグラフィー検査による脳機能イメージング』（中山書店，2009）
『NIRS波形の臨床判読：先進医療「うつ症状の光トポグラフィー検査」ガイドブック』（監修，中山書店，2011）

［訳書］
ハーベイら『統合失調症の認知機能ハンドブック：生活機能の改善のために』（監訳，南江堂，2004）
デビッドら『精神分裂病の神経心理学』（監訳，星和書店，1999）
アンドリアセン『故障した脳：脳から心の病をみる』（共訳，紀伊國屋書店，1986）

改訂新版　精神科の専門家をめざす

2012年10月17日　初版第1刷発行

編著者　福田正人
発行者　石澤雄司
発行所　㈱星和書店
　　　　〒168-0074　東京都杉並区上高井戸1-2-5
　　　　電話　03（3329）0031（営業部）／03（3329）0033（編集部）
　　　　FAX　03（5374）7186（営業部）／03（5374）7185（編集部）
　　　　http://www.seiwa-pb.co.jp

Ⓒ 2012　星和書店　　Printed in Japan　　ISBN978-4-7911-0822-0

- 本書に掲載する著作物の複製権・翻訳権・上映権・譲渡権・公衆送信権（送信可能化権を含む）は㈱星和書店が保有します。
- [JCOPY]〈(社)出版者著作権管理機構　委託出版物〉
本書の無断複写は著作権法上での例外を除き禁じられています。複写される場合は，そのつど事前に(社)出版者著作権管理機構（電話 03-3513-6969，FAX 03-3513-6979, e-mail：info@jcopy.or.jp）の許諾を得てください。

書名	著者	判型・頁・価格
モデルで考える精神疾患	P・タイラー、D・スタインバーグ 著 堀 弘明 訳	四六判 392p 2,800円
精神科臨床倫理 第4版	S・ブロック、S・A・グリーン 編 水野、藤井、村上、菅原 監訳	A5判 752p 6,800円
精神科における予診・初診・初期治療	笠原 嘉 著	四六判 180p 2,000円
精神科臨床を始める人のために 精神科臨床診断の方法	中安信夫 著	四六判 80p 1,900円
統合失調症とその関連病態 ベッドサイド・プラクティス	中安信夫 編集 中安、関、神尾、広沢、本田、吉岡、針間、船山、堀 著	B5判 304p 6,800円

発行：星和書店　http://www.seiwa-pb.co.jp　価格は本体(税別)です